婴幼儿托育服务与管理专业建设研究

以六安职业技术学院为例

史冬防 著

中国科学技术大学出版社

内 容 简 介

本书为2020年安徽省省级质量工程项目“六安职业技术学院＋北京千秋大业教育科技有限公司实践教育基地”和“学前教育专业教学团队”项目建设成果。书中包含婴幼儿托育服务与管理专业的概况、专业人才需求状况分析、专业建设现状与对策、专业人才培养方案、专业建设特色与思路等内容，对高等院校进行婴幼儿托育服务与管理专业建设有一定的指导和借鉴作用。本书可供高等院校婴幼儿托育服务与管理专业的教师阅读。

图书在版编目(CIP)数据

婴幼儿托育服务与管理专业建设研究：以六安职业技术学院为例/史冬防著.—合肥：中国科学技术大学出版社，2023.9

ISBN 978-7-312-05730-4

Ⅰ.婴…　Ⅱ.史…　Ⅲ.婴幼儿—哺育—服务需求—研究—中国　Ⅳ.R174

中国国家版本馆CIP数据核字(2023)第144222号

婴幼儿托育服务与管理专业建设研究：以六安职业技术学院为例

YING-YOUER TUOYU FUWU YU GUANLI ZHUANYE JIANSHE YANJIU:
YI LU'AN ZHIYE JISHU XUEYUAN WEI LI

出版　中国科学技术大学出版社
安徽省合肥市金寨路96号，230026
http://press.ustc.edu.cn
https://zgkxjsdxcbs.tmall.com

印刷　安徽省瑞隆印务有限公司

发行　中国科学技术大学出版社

开本　710 mm×1000 mm　1/16

印张　6.75

字数　134千

版次　2023年9月第1版

印次　2023年9月第1次印刷

定价　45.00元

前　言

婴幼儿托育服务与管理专业是六安职业技术学院的校级特色专业，是北京千秋大业教育科技有限公司与六安职业技术学院合作开设的专业。双方共同进行专业市场调研；共同制定人才培养方案；共同开展课程建设、教学资源建设、教学质量建设和师资队伍建设；共同探索学生就业改革，扩大毕业生就业渠道，提高就业质量。

本书共分为7章：第1章"婴幼儿托育服务与管理专业现状"主要介绍婴幼儿托育服务与管理专业发展的历程、建设的必要性、建设的基础等内容；第2章"婴幼儿托育服务与管理专业人才需求状况"主要介绍专业人才需求状况、专业人才培养策略等内容；第3章"婴幼儿托育服务与管理专业建设的问题及对策"主要介绍业建设问题、优化措施等内容；第4章"婴幼儿托育服务与管理专业人才培养方案"主要介绍职业面向、培养目标与规格、职业技能等级或职业资格证书要求等内容；第5章"婴幼儿托育服务与管理专业建设特色与思路"主要介绍课程设计、学生成长路线、师资队伍等内容；第6章"部分专业课的课程思政建设"主要介绍"学前教育学""学前心理学""学前卫生学"等的课程思政建设；第7章"专业核心课程——'婴幼儿卫生与保健'课程标准"主要介绍课程定位、课程设计、课程目标等内容。

本书是2020年安徽省省级质量工程项目"六安职业技术学院+北京千秋大业教育科技有限公司实践教育基地"（项目编号：2020sjjd123）和"学前教育专业教学团队"项目（项目编号：2021jxtd274）建设成果。本书在撰写过程中，得到了北京千秋大业教育科技有限公司张楠、涂纪东、朱伟、王闯、管婷婷、郭祯卿、王晴、陈梦琳、龙政雨，六安职业技术学院陶应峰、程华胜、尤俊生、胡俊杰、江蓉蓉、吴海静、凤姝、李自芳、王林、陈永军、雷思佳、许颖、王园园、余炫晔、黄燕、丁绪山、汪明君等的指导和帮助。同时,本书出版得到了六安职业技术学院教务处、就业办、学工处、校企合作办等部门领导的大力支持。书中部分内容借鉴或参考了教育主管部门的相关文件和政策以及相关专家的文献,在此深表感谢!

由于笔者水平有限,本书尚有不完善之处,恳请各位专家和同仁批评指正。

史冬防

2023 年 5 月

目　　录

第 1 章　婴幼儿托育服务与管理专业现状

随着社会的进步和人们生活水平的提高，健康已经成为人们生活的主要目标，幼儿的发展与健康更是家庭教育和社会教育的重中之重。随着三孩政策的全面开放，幼儿教育的普及率、幼儿园的覆盖率也越来越高。幼儿教育是基础教育的重要组成部分，是学校教育和终身教育的基础，是我国人才强国战略工程的重要组成部分和起始阶段。幼儿发展与健康管理对促进儿童身心全面健康发展、高质量普及义务教育、提高国民素质、构建社会主义和谐社会、全面实现建设小康社会的奋斗目标具有重要意义，这也意味着社会需要大量的幼儿发展与健康管理工作人员。因此，建设好婴幼儿托育服务与管理专业，使更多的青年有机会接受婴幼儿托育服务与管理方面的专业教育，有助于培养出大批婴幼儿托育服务与管理的实用型人才，有助于提高行业全体劳动者的综合素质。

1.1　婴幼儿托育服务与管理专业的发展历程

2013 年颁布的《国务院关于促进健康服务业发展的若干意见》指出，要加快发展以健康管理与促进为重要支撑产业的健康服务业。行业要发展，人才是关键。为了支持高等院校和中等职业学校开设健康服务业相关学科专业，引导有关高校合理确定相关专业人才培养规模，规范并加快培养健康管理师等从业人员，我国于 2016 年增设了幼儿发展与健康管理专业，以培养面向幼儿阶段的健康服务人才。

幼儿发展与健康管理专业是国家教育部公布的《普通高等学校高等职业教育(专科)专业目录》2016 年增补专业之一。因为国家教育部在新增专业时存在未明确界定专业概念、未引导专业规划方向等问题，所以很多高职院校的人才培养方案与学前教育相似，没有自己的专业特色。

2018 年，我国提出制定促进 3 岁以下婴幼儿照护服务发展的指导性文件，并于2019年颁布《国务院办公厅关于促进3岁以下婴幼儿照护服务发展的指导意见》(下文简称《指导意见》)。《指导意见》要求"建立完善促进婴幼儿照护服务发展的政策法规体系、标准规范体系和服务供给体系"。幼儿发展与健康管理专业为顺应国家政策、市场与专业发展需求,于2021年更名为婴幼儿托育服务与管理专业。与此同时,其专业归属也由公共管理与服务大类下的公共服务类,变为医药卫生大类下的健康管理与促进类。相关研究表明,当前我国政府部门在政策法规及政府报告中对"托育服务"概念的提法存在差异,国家与地方政府的一些政策文件也将"托育服务"与"照护服务"、"早期教养"与"早期教育"等概念混用。显然,这不利于政策的规范与执行,应根据0～3岁婴幼儿的身心发展程度确定其养育性质,因为年龄越小保育任务越重,年龄越大教保任务越重。

1.2 婴幼儿托育服务与管理专业建设的必要性

1. 从国家层面看,婴幼儿托育服务与管理专业建设是我国教育事业发展的需要

党的十九大围绕"优先发展教育事业"作出新的全面部署,并明确提出:"建设教育强国是中华民族伟大复兴的基础工程,必须把教育事业放在优先位置,深化教育改革,加快教育现代化,办好人民满意的教育"。党的十九大还指出,"必须多谋民生之利、多解民生之忧,在发展中补齐民生短板、促进社会公平正义",并对促进教育公平作出重要部署,指出抓住人民最关心、最直接、最现实的利益问题,不断满足人民过上美好生活的需要;办好学前教育,扩大普惠性学前教育资源,基本普及学前3年教育,提高保育教育质量;办好特殊教育。

2. 从区域层面看,婴幼儿托育服务与管理专业建设是培养皖西地区婴幼儿教育人才的需要

随着经济社会的发展,特别是人民群众生活水平的提高,人们对优质学前教育的需求越来越大,幼儿教育已经成为家长和社会关注的焦点。尽管近年来六安市幼儿教育工作总体发展不错,但仍存在薄弱环节。市政府工作报告认为:我们应进一步认识幼儿教育工作的重要性,进一步坚持幼儿教育发展的公益性,进一步提高幼儿教育建设的普惠性,进一步把准幼儿教育工作的方向,科学地进行统筹规划,完善机制体制,积极加快六安市学前教育发展的步伐,努力实现人民群众对接受良好学前教育的期盼,让人民群众有更多的获得感。发展幼儿教育一定要优化师资、建好队伍,严格管理、保证质量,合力支持、搞好保障,加强领导、加快推进;要加大扶持力度,增强公办幼儿园建设质量并增加其数量,优化资源配置,扩大人员编制,

稳定高素质教职工队伍；要进一步加强幼儿园安全管理，注重饮食安全，提高办学质量；要科学制定幼儿教育3年行动计划，提高工作实效，加快推进力度，真正建设人民满意的幼儿园，办人民满意的学前教育。六安市的幼儿健康服务产业仍处于发展初期，需要大量的青年幼儿发展与健康管理教师。因此，建设好婴幼儿托育服务与管理专业，让更多的青年有机会接受婴幼儿托育服务与管理专业的教育，为皖西地区培养大批婴幼儿托育服务与管理的实用型人才，这对提高皖西地区幼儿甚至全民素质有着重大而深远的意义。

3. 从学校层面看，婴幼儿托育服务与管理专业建设是实现六安职业技术学院办学方针的需要

六安职业技术学院全面贯彻党的教育方针，以服务发展为宗旨，以促进就业为导向，以育人为中心，以能力为本位，以工学结合为切入点，不断创新人才培养模式，为地方社会经济发展培养高素质技术技能型人才。其专业建设定位为：主动适应地方经济社会发展的需要，紧紧围绕六安市皖江城市带承接产业转移示范区、大别山片区扶贫开发等重大战略规划，将专业与产业对接，以机械制造类、现代服务类、电子信息类、建筑类专业群建设为重点，带动其他专业建设，凸现专业特色，打造专业品牌。六安职业技术学院一贯主张优先发展和重点建设能促进地区经济发展的特色重点专业。建设婴幼儿托育服务与管理专业既顺应了皖西地区发展的要求，也顺应了学校专业建设发展的要求。

1.3　婴幼儿托育服务与管理专业建设的基础

1. 具有多年办学经验和较强的管理能力

六安职业技术学院是国务院扶贫办批准建立的贫困地区劳动力转移培训示范基地、农村富余劳动力跨地区就业培训基地、安徽省高等学校师资培训中心职教分中心、安徽大别山职业教育集团理事长单位、六安农民学院执行院长单位、六安市专业技术人员继续教育基地。学校集普通高等教育、高级技能培训于一体，形成了多学科、多层次、多形式，且适应市场经济和社会发展需求的人才培养体系。学校秉承“学以致用，惟志惟勤”的校训，全面贯彻党的教育方针，以服务发展为宗旨，以促进就业为导向，以育人为中心，以能力为本位，以工学结合为切入点，不断创新人才培养模式，为地方社会经济发展培养高素质技术技能型人才。同时，学校以校园文化为底色，以“3+3”课程模块为主体，以大学生素质拓展体系为延伸，培养既有科学人文素养，又有职业岗位技能，具有健全人格和良好职业道德的高素质技术技能型人才，并逐步形成“文化浸润、人格养成、能力固本、素质铸魂”的人才培养模式及“自强不息，志存高远，勤恳奉献，团结奋进”的六安职业技术学院精神。

2．已形成一支婴幼儿托育服务与管理专业的教学和科研师资队伍

六安职业技术学院婴幼儿托育服务与管理专业师资力量雄厚，现有校内外骨干教师13人，其中教授3人、副教授2人，其他教师均具有中级以上职称。学院具有安徽省级教学团队1支、安徽省级专业带头人1人、安徽省教坛新秀1人，另有人文艺术学院、信息工程学院、创新创业学院的部分专业教师能承担婴幼儿托育服务与管理专业的职业技术基础课程、职业岗位核心课程和职业素质拓展课程的教学任务，并对学生的专业实习进行指导。同时，六安职业技术学院与皖西学院、六安市第一人民医院、六安市第二人民医院、皖西卫生职业学院、六安市森德国际幼儿园、小红花幼儿园等均有深度合作，可承担“幼儿园组织与管理”“幼儿食品营养实务”等专业课程的教学工作及实习指导工作。此外，学院设有心理咨询室，有专任教师承担“幼儿心理实务”等课程的教学工作。

3．具有较丰富的婴幼儿托育服务与管理方面的图书资料

六安职业技术学院图书馆藏书约53.65万册，具有各种专业期刊6243种，并拥有中国知网、超星数字、万方数据等网络文献资源。学院图书馆具有较为丰富的专业图书资料，最大限度地满足了婴幼儿托育服务与管理专业的教学和实习需要。

4．具有广阔的就业前景

《国家中长期教育改革和发展规划纲要(2010—2020年)》明确提出了学前教育的发展战略目标，我国的幼儿教育和幼儿发展事业将迎来一个快速、规范发展的历史时期。按照安徽省幼儿教育3年行动计划要求，安徽省将扩大幼儿教育资源，新建、改建、扩建幼儿园共830所；扩大幼儿园招生规模，预计新增在园幼儿14万人，达到118万人；加强教师队伍建设，增加教师数量，这不仅产生了对婴幼儿托育服务与管理人才的巨大需求，也保证了相关专业毕业生的就业率。

第2章　婴幼儿托育服务与管理专业人才需求状况

社会的迅速发展加快了婴幼儿托育产业发展的速度。随着婴幼儿托育需求的持续增长,人们也逐渐接受和认可了该行业的发展。但是婴幼儿托育服务与管理专业人才的缺乏,已成为阻碍婴幼儿托育服务行业发展的重要因素之一。所以,各个高校必须站在婴幼儿托育行业需求的角度,制定科学合理的婴幼儿托育服务与管理专业人才培养方案,为该行业的发展培养出更多的专业人才。

2.1　专业人才需求状况

2.1.1　从业者性别差异

相关部门经过深入调查发现,现阶段我国婴幼儿托育行业普遍存在着男性教师严重不足的现象。即便是发达国家的婴幼儿托育行业,其男性教师的占比也仅为1%～8%。而在我国的婴幼儿托育机构中,男性教师的占比则更低。

2.1.2　从业者年龄分析

通过分析相关调查数据发现,我国婴幼儿托育服务行业中25岁以下的从业者人数占总调查人数的94%,而26～35岁的人数则只占调查总人数的6%。这一数据也进一步说明,25岁以下的年轻人是婴幼儿托育行业的主要从业群体,该行业呈现出年轻化的发展趋势。之所以出现这样的情况,主要是因为聘用大量年轻从业者,不仅有助于幼儿托育机构控制自身经营成本,还能有效防止年长从业者积习难改现象的发生,从而充分发挥年轻人可塑性较强的特点,为婴幼儿的健康成长提供优质服务。不管是年轻从业者，还是年长从业者，其在婴幼儿托育工作中都有着各自的优势，对于婴幼儿托育机构来说，应该充分发挥不同年龄层托育工作人员的特点，采取老少搭配的方式，年长从业者在日常工作中可以帮助年轻从业者熟悉和掌握婴幼儿托育工作的要点，将传帮带精神渗透至婴幼儿托育服务的全过程中，这样才能使年轻从业者尽快熟悉自己的工作角色，积极、高效地参与到婴幼儿托育工作中，从而提高我国婴幼儿托育服务的质量和效率。

2.1.3 专业与岗位调研

相关部门在开展问卷调查时发现，绝大多数被调查者在从事婴幼儿托育工作前，都曾学习过学前教育的相关知识，在幼儿园工作的人数更是占到了70%，之所以出现幼师人数占比大的情况，不仅因为幼师行业存在较大的专业人才缺口，还因为该行业的发展前景也相对较好。随着国家三孩政策的全面开放与实施，国家对婴幼儿托育行业的发展也给予了高度重视。人们生活水平的不断提高以及对幼儿早教投入的持续增加，都为婴幼儿托育服务行业的发展提供了新的发展契机。此外，因为我国的婴幼儿教育机构不但存在时间长，而且已经获得了广大幼儿家长的高度认可，所以教育部门根据当前我国婴幼儿托育服务行业发展的现状，鼓励各大中专院校开设婴幼儿托育服务与管理专业，有效缓解了婴幼儿托育行业从业人员不足的问题。

2.2 专业人才培养策略

2.2.1 人才培养计划需要结合市场需求

随着婴幼儿托育需求持续增长、高素质婴幼儿托育专业服务人才缺口不断扩大，我们应顺应市场发展的需求，做好婴幼儿托育服务与管理专业人才培养的长期发展规划。首先，深入调查分析行业发展需求，积极探索行业发展与高校专业建设的契合点。其次，制定层次性突出的专业人才培养计划，严格按照学生的实际情况，选择有针对性的人才培养方案，为婴幼儿托育服务行业的发展做好人才培养和储备的相关工作。此外，各个高校还应充分发挥自身的平台作用与优势，加强与地方政府、企业之间合作的力度，通过合作办学，为婴幼儿托育服务与管理专业学生的未来发展提供全方位支持。

2.2.2　建立健全人才培养体系

针对婴幼儿托育服务市场需求持续增大的现状，各地区政府部门以及高校管理层应该加快完善和优化现有婴幼儿托育服务与管理人才培养体系的速度，将高素质应用型专业人才培养工作落实到实处。紧紧围绕婴幼儿托育行业发展的需求，设置公共基础课程、专业教育课程、学科通识课程以及社会实践课程等，构建精准化的专业人才培养体系，提高专业人才培养效果。只有加强婴幼儿托育服务与管理专业人才培养的力度，才能在进一步拓宽学生知识面的基础上，为学生的成长和发展打下坚实的基础。

2.2.3　做好师资队伍的建设工作

加大高质量婴幼儿服务与管理专业师资团队建设投入的力度，为专业教学活动的开展提供保障。高校只有站在婴幼儿托育需求的角度上做好该专业师资团队建设的相关工作，才能培养出更多高质量的婴幼儿托育服务与管理专业人才。高校管理层应该深刻认识到构建专业师资团队的意义，要合理利用校内资源，定期组织教师参加教育培训活动，促进教师团队专业素养的有效提升；要紧跟婴幼儿托育行业发展的需求，将教师团队的教育培训工作落到实处，完善教师的教学方法与教学理念，提高教师把握行业发展需求的能力和水平，增强婴幼儿托育服务与管理专业人才培养的效果。

2.2.4　拓宽就业渠道

就业渠道的拓宽是彻底打通婴幼儿托育服务与管理专业体系建设的关键，更是促进学生未来发展以及婴幼儿托育行业全面进步的重要手段。高校应该在深入分析婴幼儿托育行业发展需求的基础上，引导学生在投身婴幼儿托育工作时，实现个人价值，为和谐社会的建设和发展作出自己应有的贡献。政府部门应该根据当前我国婴幼儿托育行业发展的实际情况，出台相应的政策性文件，要求各个高校设置完整的婴幼儿托育服务与管理专业教学体系，加快专业人才培养的速度。为了最大限度地满足婴幼儿托育行业发展对高素质专业人才的需求，各个高校应该充分发挥自身的优势，为行业与学生之间建立良好的沟通平台，向学生提供就业服务。例如，借助信息技术手段，搭建信息交流平台，为婴幼儿托育服务与管理专业毕业生提供广阔的交流沟通平台，提高该专业学生的就业率。高校还应加强与婴幼儿托育机构合作的力度，通过开展人才定向培育或签订人才培养合同的方式，为该专业学生的未来发展提供保障。因为高校的基本职能之一就是为和谐社会的建设和发展提供服务，所以高校在制定人才培养策略时，必须将顺应社会发展作为首要目标，充分发挥专业优势，为社会提供与科学育儿相关的咨询服务，满足人们日益增长的婴幼儿托育服务需求。此外，为了达到进一步拓宽学生的就业渠道、促进学生成长和发展的目的，高校应该以社区、妇联等为依托，向人民群众提供优生优育咨询服务和早教育儿指导服务，最大限度地满足人们的婴幼儿托育需求，为和谐社会的建设和发展提供服务。

总而言之，随着婴幼儿托育行业的迅速发展，高校在培养婴幼儿托育服务与管理专业人才时面临的挑战也越来越大。高校只有紧跟行业发展的需求以及学生的自身情况，积极探索婴幼儿托育服务与管理专业人才培养模式创新改革的途径，才能培养出更多高素质应用型专业人才，为我国婴幼儿托育服务行业的发展保驾护航。

第3章　婴幼儿托育服务与管理专业建设的问题及对策

婴幼儿托育作为我国教育体系的重要组成部分，已经引起了全社会的高度关注。虽然人民群众对婴幼儿托育的需求日趋增长，加快了我国婴幼儿托育的发展速度，但是婴幼儿托育服务与管理专业人才的缺乏对我国婴幼儿托育的可持续发展造成了巨大的冲击。所以，加强婴幼儿托育服务与管理专业人才培养力度，为我国婴幼儿托育的发展做好人才储备工作，推动我国婴幼儿托育健康可持续发展是亟须解决的问题。

3.1　专业建设问题

经深入调查研究发现，现阶段，我国已建成8万～10万所各类托育机构，在此情况下，托育人才的实际需求量为150万～200万人。北京、上海、广州、青岛等经济发达地区先后提出了一系列发展意见与建议以保障托育服务行业的发展，从政策支撑、服务供给、队伍建设及用地用物等方面全方位支持托育行业，保障托育机构建设与发展的规范性。随着时代的进步，我国婴幼儿托育服务需求越来越大，专业人才紧缺问题促使高职院校不得不加强培养婴幼儿托育服务及管理专业人才。在高职院校的教育教学中，婴幼儿托育服务与管理专业综合性很强，其融合医药卫生、学前教育及公共服务等为一体，将健康管理理念渗透至婴幼儿养育照护与早期教养的全过程中，彻底改变传统的婴幼儿托育服务与管理专业人才培养模式，加快托育、早教、健康管理机构建设发展的速度，为0～3岁婴幼儿照护服务与保育教育行业的发展打下坚实的基础。正是因为原幼儿发展与健康管理专业与其他专业之间存在着很大的差异，所以2021年相关部门正式对该专业进行了更名，同时将其划分到医药卫生大类下的健康管理与促进类中，这种划分模式也彻底改变了传统学前教育与早期教育专业的发展模式，提高了婴幼儿托育服务与管理专业人才培养的效果，为该行业的发展做好了专业人才储备的工作。

3.2 优化措施

3.2.1 建立市场人才需求数据库

2012年联合国颁布了《大数据政务白皮书》，其明确提出了在各国政府的发展中大数据创造了历史性的发展机遇，人们可利用丰富的数据资源对社会发展现状及未来趋势进行实时分析，提高各国的社会发展及经济运作水平。国务院教育行政部门就我国婴幼儿托育服务与管理领域人才培养作出了明确指示，要求相关行业主管部门、全体组织等必须在准确预测行业发展及人才需求的基础上，制定科学合理的专业人才培养策略，加快产教融合、校企合作人才培养模式实施的速度，为该行业的创新发展培养更多的高素质应用型人才。对此，政府部门应该根据市场人才需求的预测结果，建立完善的人才管理数据库，加快托育服务市场专业人才的培养，促进婴幼儿托育服务与管理专业实现规模化、标准化的稳步发展。

3.2.2 制定职业准入制度

托育服务是基于从业人员的自身专业水平，为托育服务行业建设从业人员队伍提供支持的，其对于托育服务质量的提高以及行业的发展有着极为重要的意义。由于我国托育服务专业人才严重缺乏，在托育服务市场中，从业人员以幼儿教师、保育员及保姆等群体为主，尽管在知识、经验方面，其与专业托育服务人员存在着密切联系，但是在专业特色方面却存在很大差异。因此，高职院校在培养托育服务专业人才时，应该在深入分析该专业与幼儿教师、保育员、月嫂、保姆等其他育儿角色差异的基础上，对托育服务专业人才进行合理定位。在此情况下，为了更好地解决人才紧缺的问题，高职院校要全面提高婴幼儿托育服务与管理专业人才培养质量，制定科学合理的托育服务职业准入制度，严格按照市场发展需求，探索婴幼儿托育服务与管理专业人才培养的策略。

3.2.3 完善实训基地建设

在专业课程教学中，教材是非常重要的载体，实训项目则是体现高职院校课程特色的关键。作为一个新专业，婴幼儿托育服务与管理专业实训建设是一项长期而艰巨的任务，必须要做好校外实训资源共享与校内实训基地建设工作，全面建设实训基地。首先，要利用企业已有的实训设备及场地资源优势。校内实训课由本校教师与托育服务机构共同打造，尽可能地为学生提供更多的实践操作机会，增强其专业技能与水平。其次，应科学应用多媒体设备，增加实训案例，提高资源共享，为学生提供实践操作的机会并分析、模拟服务保育案例。最后，应循序渐进地严格推进校内实训基地建设。此过程要根据校外实训场地设备及规格，充分应用高新技术并发挥其优势，有效融合托育服务远程虚拟服务场景及仿真实践操作，让学生获得更好的实训操作体验。

3.2.4　优化升级师资队伍

在高职院校的教育教学中，教师在婴幼儿托育服务与管理专业的课程体系建设、实训指导及教材编写等工作中发挥着重要的作用。在专业课程建设中，教师既是主体，也是保障全面落实托育人才措施的重要因素。通过探究托育人才培养规范，教育专家明确了其专业师资队伍建设与发展的方向，促进了婴幼儿托育服务与管理专业教师转型的速度。由于婴幼儿托育服务与管理专业的教师与育婴师、保育员、幼儿教师、健康师等人员在专业知识方面存在重叠，所以高职院校在进行婴幼儿托育服务与管理专业人才培养时，应充分重视保育知识与健康知识的整合，这样才能在丰富专业教师知识体系的基础上，提高高职院校托育服务与管理专业人才培养的有效性。

3.2.5　丰富教材资源

优秀的教材是保证婴幼儿托育服务与管理专业课程体系建设工作顺利进行的关键。教育部门明确规定了高职院校必须严格按照相关规定和要求，调整和优化婴幼儿托育服务与管理专业的师资配置体系，加大专业课程更新、开发、投入的力度，为该专业遴选、开发优质教材。各项政策的颁布与实施，不仅鼓励了各高职院校在婴幼儿托育服务与管理专业人才培养体系中积极引入企业真实项目与案例，应用丰富的数字化资源丰富教学内容，构建完整的婴幼儿托育服务与管理专业数字化教材资源库，也为专业人才的培养提供丰富的教育教学资源。

综上所述，在婴幼儿托育服务与管理专业人才培养中，教育部门制定的相关措施不仅能够满足社会层面托育专业人才的实际需求，还可保障托育服务行业稳定发展。现阶段，针对婴幼儿托育与早教机构等从业人员文化水平不高、专业知识薄弱等问题，高职院校要正确认识婴幼儿托育服务与管理专业建设的意义，以培养更多高素质复合型专业人才来满足行业发展的需求。

第4章　婴幼儿托育服务与管理专业人才培养方案

婴幼儿托育服务与管理专业人才培养方案主要包括专业名称及代码、教育类型及学历层次等17个方面。

本书提到的方案以《中华人民共和国职业教育法》、《教育部等八部门关于印发〈职业学校学生实习管理规定〉的通知》(教职成〔2021〕4号)、《教育部关于职业院校专业人才培养方案制订与实施工作的指导意见》、《普通高等学校学生管理规定》、《安徽省普通高等学校高职高专教育专业管理实施办法》、《六安职业技术学院学分制管理办法》等文件为依据，坚持以立德树人为根本任务，以能力为本位，以就业为导向，以服务地方经济社会发展为宗旨，在教育部产教融合、校企合作、工学结合的人才培养模式框架内，贯彻落实六安职业技术学院第六次教学工作会议和第三次创新创业教育工作会议精神，构建了以生为本、先进科学、独具特色的“6+△”(见4.7节)课程体系，开发学习领域课程和技能微课，实施线上、线下相结合的混合式教学，推进“三教改革”“三全育人”，贯彻“播撒创新精神种子，设定创业遗传代码，文化浸润，人格养成，能力固本，素质铸魂”的人才培养新思路，打造“岗课赛证”综合育人体系，为培养既有科学人文素养和健全人格，又有职业岗位能力、技术应用能力、双创素质能力和良好职业精神的高素质复合型技术技能人才绘制了蓝图。

本方案是六安职业技术学院办学思想、教育理念、培养目标、规格标准和教学模式的集中体现，是婴幼儿托育服务与管理专业人才培养的顶层设计，是实施教学、开展教学改革、进行教学管理的基本依据。

4.1　专业名称及代码

专业名称:婴幼儿托育服务与管理。
专业代码:520802。

4.2　教育类型及学历层次

教育类型:高等职业教育。
学历层次:专科。

4.3　招生对象及学制

招生对象:普高毕业生、三校生(职高、中专、技校毕业生)或同等学力者。
学制:全日制3年。

4.4　职 业 面 向

4.4.1　职业领域

根据国家职业资格标准,考虑到区域经济的发展,结合安徽省《发展多层次资本市场服务"三地一区"建设行动方案》中的相关政策指导,确定婴幼儿托育服务与管理专业主要面向托幼机构、早教机构和学前教育机构、教育管理咨询行业、家庭健康管理机构及从事婴幼儿教育与保育、婴幼儿家庭教育指导、健康指导与咨询等工作的人员。

婴幼儿托育服务与管理专业的主要就业岗位如下:

1. 育婴师

能根据婴幼儿发展水平选择和设计游戏活动,锻炼婴幼儿的运动、认知、语言、社会交往等各方面的能力,完成婴幼儿动作技能训练、智力开发、社会行为及人格培养等多方面的教育任务。

2. 保育员

能负责幼儿的卫生保健、生活管理工作；能履行规定的职责，理解并掌握“幼儿卫生学”“幼儿教育学”“幼儿心理学”等基本知识和技能；能严格执行卫生保健制度，积极配合、协助教师开展教学游戏及日常生活管理等各项活动。

3. 公共营养师

了解儿童营养管理现状、儿童营养的误区，能够对幼儿的偏食、厌食行为进行纠正；熟悉儿童营养与心理健康的基本特征；能进行儿童营养启蒙教育；能开展儿童营养失衡及其防治、家庭与学校营养互动管理工作。

4. 母婴护理师

母婴护理职业技能等级分为初级、中级、高级。3个等级依次递进，高级别涵盖低级别的职业技能要求。

初级：主要职责是能为孕产妇、新生儿、婴儿提供基础性生活照护及家庭专业护理，对婴幼儿进行基础教育训练等服务活动。

中级：主要职责是能够在履行初级职责的基础上，为产妇及新生儿、婴儿提供有针对性的生活照护、家庭专业护理，对婴幼儿进行教育训练，掌握智能家居等新知识、新技能。

高级：主要职责是能够在履行中级职责的基础上，掌握婴幼儿发展的特点与培养方法，能对家长、低级别的母婴护理人员进行培训、指导；掌握家庭婴幼儿推拿知识、基础岗位管理知识，能依据信息化平台，进行服务资源和服务流程的信息化管理。

5. 幼儿园保健员

能负责幼儿卫生保健工作；能对患病幼儿及时进行妥善处理，指导体弱幼儿的护理工作；能做好饮食卫生工作并对饮食用具消毒；了解幼儿的心理健康情况，能监测有不良习惯及心理障碍的幼儿；能对幼儿的身体健康发展状况定期进行分析、评价，掌握幼儿教育工作的特点；能对保教人员讲授有关幼儿常见病的知识，介绍育儿知识及卫生保健知识。

6. 家庭教育指导师

能向家长宣传正确的教育理念，引领家长学习；帮助家长解决育儿问题，指导家长有效地教育孩子。

7. 幼儿教师

能负责幼儿的教育教学工作，使幼儿在德、智、体、美、劳各方面得到全面发展；能培养幼儿良好的文明卫生习惯和独立生活能力；能准备好教材、教具；能用直观的游戏形式，调动幼儿的积极性、主动性、创造性；能组织幼儿观察、劳动及进行各种节日活动；能全面了解幼儿，负责建立幼儿教育教学档案。

4.4.2 工作任务与职业能力

根据岗位的调查分析结果,对婴幼儿托育服务与管理行业专家、课程专家及资深教师的工作岗位、工作任务与职业能力进行分析,得出工作任务、岗位需求与技术活动全过程需求对照表(表4.1)。

表4.1 工作任务、岗位需求与技术活动全过程需求对照表

工作岗位	工作任务	岗位需求与技术活动全过程需求
母婴护理师	教育管理:教育训练、发展评价、育婴指导; 健康管理:婴儿身心健康、产妇心理健康、中医保健; 岗位管理:培训评价、质量监控、信息化平台操控	正确的实施训练能力; 正确的行为评价能力; 家庭教育指导能力; 对下级护理人员的培训管理能力; 心理疏导及自我调节引导能力; 中医食疗的药膳配制能力; 培训质量的评估、督导能力; 信息化知识及信息操作能力
幼儿园保育员、幼儿园保健员、儿童营养管理师	婴幼儿饮食卫生管理; 婴幼儿饮食营养调节; 婴幼儿疾病预防与管理; 婴幼儿户外紧急应对	婴幼儿饮食营养失衡识别能力; 婴幼儿饮食营养均衡引导能力; 婴幼儿疾病预防与照护能力
家庭教育指导师	婴幼儿行为矫正; 婴幼儿心理综合评估; 特殊婴幼儿教育与管理	婴幼儿行为评估能力; 婴幼儿行为问题矫正能力; 特殊婴幼儿的教育和管理能力
幼儿教师、育婴师	幼儿园组织与管理; 婴幼儿卫生学学习; 婴幼儿教学活动与组织; 婴幼儿游戏理论与指导	婴幼儿心理分析能力; 婴幼儿行为分析能力; 幼儿园活动组织能力; 婴幼儿游戏类型及注意事项的处理; 婴幼儿教具的种类及使用方法; 婴幼儿安全事故的预防与急救能力

4.5 培养目标与规格

4.5.1 培养目标

培养面向生产、建设、管理,服务第一线需要的,既具有科学人文素养和健全人格,又具有婴幼儿托育服务与管理职业岗位能力、技术应用能力、创新创业意识和良好职业精神的复合型技术人才。

4.5.2 培养规格

婴幼儿托育服务与管理专业的核心能力如下:学习婴幼儿健康发展相关领域的基本知识,了解婴幼儿成长与发展的规律,参与婴幼儿成长实践的训练和开发;具有坚定、正确的政治方向,热爱祖国;掌握马克思主义基本理论,具备科学发展观和正确的世界观、人生观、价值观,具有健康高尚的思想品德;热爱婴幼儿健康发展研究领域,具有高度的社会责任感,具备爱心、耐心、细心等,具有良好的心理素质和健全的人格;积极乐观,情绪稳定,具备良好的人际交往能力;能不断进行自我发展和自我完善,熟悉国家和地方婴幼儿教育的方针、政策和法规;掌握对婴幼儿实施保育和教育的技能,掌握基本的婴幼儿身心保健知识,能够根据婴幼儿身心发展特点,对婴幼儿的成长进行科学指导;掌握家庭教育的相关理论,具备家庭教育的指导能力。

1. 知识要求

① 具有较好的人文社会科学知识。

② 具有较好的外语知识,能查阅本专业相关的英文资料。

③ 具有创新创业的基本知识。

④ 具有国防安全的基本知识。

⑤ 熟悉国家和地方婴幼儿教育的方针、政策和法规。

⑥ 掌握基本的婴幼儿身心保健知识。

2. 技术技能要求

① 掌握信息技术的基本应用。

② 掌握基本劳动技能。

③ 掌握“互联网+”技术、电子商务技术、物联网技术的基本应用。

④ 具有编制具体教育方案和实施教育方案的基本能力,掌握对婴幼儿实施保

育和教育的技能。

⑤ 能够根据婴幼儿身心发展的特点，对婴幼儿的成长进行科学指导，具备从事育婴师、母婴护理等工作的基本技能和能力。

3. 素质要求

① 树立社会主义核心价值观。

② 具有科学的人文素养和强烈的社会责任感。

③ 具有较强的创新创业意识、良好的职业道德和敬业精神。

④ 具有终身学习、不断提高业务水平与技能的习惯。

⑤ 具有良好的沟通交往能力与团队合作精神。

⑥ 具有较强的安全意识、法律意识、质量意识及成本意识。

⑦ 具有基本的美育素养。

⑧ 具有良好的婴幼儿托育服务与管理职业道德。

4.6　职业技能等级或职业资格证书要求

六安职业技术学院实施“双证书”教育，在取得学历证书的同时，需要获得婴幼儿托育服务与管理专业相关职业资格证书或技能等级证书。婴幼儿托育服务与管理专业的学生可以考取的职业资格证书和技能等级证书见表4.2。

表4.2　婴幼儿托育服务与管理专业学生可以考取的职业资格证书和技能等级证书

职业资格证书和技能等级证书名称	颁证单位	等级	获证要求类别
“1+X”母婴护理师	教育部职业技术教育中心研究所	初级或中级	推荐获取
育婴师	中国劳动和社会保障部	初级	推荐获取
健康管理师	中国劳动和社会保障部	初级	推荐获取
营养保健师	中国劳动和社会保障部	初级	推荐获取
全国计算机等级证书	教育部考试中心	一级B	推荐获取
普通话水平等级证书	各省语言文字工作委员会办公室	二级甲等	推荐获取
英语应用能力等级证书	教育部	A级或B级	推荐获取
幼儿教师资格证	教育局、教育厅	初级	推荐获取

4.7 课程体系

以岗位需求和相关证书需求作为婴幼儿托育服务与管理专业课程体系设计的逻辑起点,构建能力本位、模块化的课程体系。课程体系由公共素质基础课程模块、公共技术基础课程模块、公共素质拓展课程模块、职业技术基础课程模块、职业岗位核心课程模块、职业素质拓展课程模块6个部分组成。将职业技术基础课程、职业岗位核心课程和职业素质拓展课程与相关证书标准对接,实现职业课程与相关证书课程融通,此三种课程用"△"表示,因此该课程体系简称为"6+△"课程体系(图4.1)。

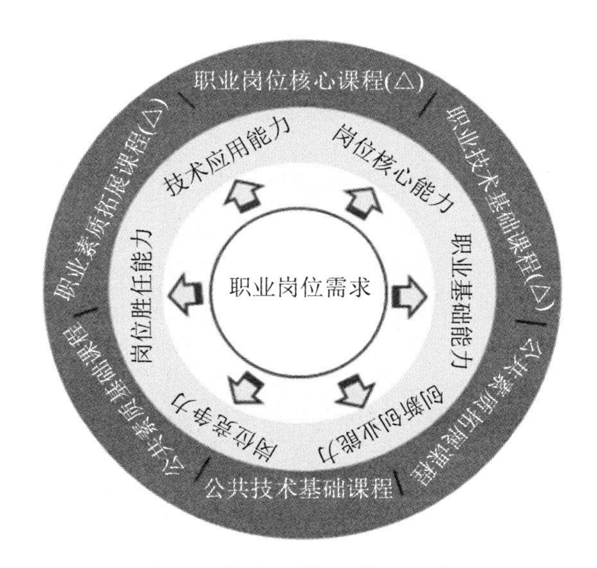

图4.1 "6+△"课程体系示意图

4.7.1 公共素质基础课程模块

以"职业教育与终身学习对接"为原则,德、智、体、美、劳"五育"并举,在校级层面构建面向全体学生终身教育理念的公共课程群,培养学生的科学人文素养、国防安全意识、基本劳动素养,增强学生的社会责任感,奠定学生的创新创业基础。此模块为必修模块,共计41.5学分。

4.7.2 公共技术基础课程模块

此课程模块对接"互联网+"行动计划,学生通过文档处理、电子表格处理、演示文稿制作、信息检索、新一代信息技术概述、信息素养与社会责任、程序设计基础、大数据、人工智能、云计算等内容的学习，增强信息意识，提升计算思维及数字化创新与发展能力，树立正确的信息社会价值观和责任感，为学生的职业发展、终身学习和服务社会奠定基础。此课程模块为必修模块，共计5学分。

4.7.3 公共素质拓展课程模块

此课程模块为校级公共平台，以通识课程为主，分为课堂教学和网络教学2种形式，旨在加强学生的政治思想教育，拓展和提升学生的科学人文素养、创新创业素质，健全学生人格。此课程模块为选修模块(其中“四史”课程至少选修一门)，每门课程16学时，1学分，每个学生选修4学分。

4.7.4 职业技术基础课程模块

此课程模块以“课程内容与职业标准对接”为原则，按2种方法构建职业技术基础课程：一是从企事业单位提炼出有共性的知识与基本技能，开发成职业技术基础课程，培养学生的职业技术基础能力；二是考虑学生不同成长阶段的认知能力，开发进阶式基础课程，确保基于工作过程的学习领域课程的实施效果，如用“学前教育学”“学前心理学”“幼儿教师与家长沟通技巧”等课程来支撑“0～3岁早期教育事业发展与管理”课程，增加学习进阶，降低学习难度，提高学生兴趣，以达到教学目标。此课程模块为必修模块，共计28学分。

4.7.5 职业岗位核心课程模块

此课程模块以“专业与产业、职业岗位、相关证书要求对接”为原则，突出婴幼儿托育服务与管理专业的职业岗位核心能力，主动适应婴幼儿托育服务与管理专业人才的需求，以“婴幼儿托育服务与管理”构建学习领域课程，以婴幼儿托育服务与管理的典型工作任务为载体进行课程开发，按照行动导向教学原则设计教学实施过程。此课程模块为必修模块，共计24学分。

4.7.6 职业素质拓展课程模块

此课程模块为二级教学单位平台。对于那些不能改造为学习领域课程，但又为了人才培养而必须学习的内容及其他拓展学生职业素质和培养某些创新创业能力的学习内容，可根据实际需要灵活设计，以实现知识和职业能力的拓展和职业精神的培养。此课程模块为选修模块，每个学生选修8学分。

4.8 主干课程设置

4.8.1 主干课程构建

按照“确定工作岗位→分析工作任务→归纳行动领域→转换学习领域”的思路，构建婴幼儿托育服务与管理专业的职业技术基础课程和职业岗位核心课程，具体的行动领域转换学习领域课程见表4.3。

表4.3 行动领域转换学习领域课程对照表

行动领域	学习领域课程	课程模块
婴幼儿托育服务与管理	学前教育学	职业技术基础课程模块
	学前心理学	
	声乐基础(含基本乐理)	
	舞蹈基础	
	美术基础	
	手工基础	
	幼儿教师与家长沟通技巧	
	母婴护理	
	0～3岁早期教育事业发展与管理	
	幼儿教师实用英语口语	
	健康管理学	职业岗位核心课程模块
	婴幼儿营养与喂养	
	0～3岁婴幼儿保健与护理	
	0～3岁婴幼儿教养	
	0～3岁婴幼儿语言与交往	
	0～3岁婴幼儿动作发展与训练	
	0～3岁婴幼儿智能开发与训练	
	感觉统合教育	
	蒙台梭利教育	
	奥尔夫音乐教育	
	0～3岁婴幼儿亲子活动设计与指导	

4.8.2　职业岗位核心课程

1．健康管理学

（1）学时与学分

32 学时，2 学分。

（2）课程星级

1 星（☑学习领域课　☐混合式教学课　☐课程思政课　☐创新创业课　☐课证融通课）。

（3）课程目标

通过本课程的学习，系统地了解健康管理学知识；掌握现代健康管理的理念及必备的健康管理技能；熟悉国家关于健康管理的方针政策、法律法规；熟悉信息化时代健康管理的评估方法、管理体系和运作规律；熟知现代医学的主要诊断技术及主要治疗方法，并能正确选择运用；基本具备把握复杂现象的发展方向和趋势的能力；能够认识到健康教育是群体健康管理的重要工具、方法和策略；能够熟练运用健康教育诊断方法，制定健康教育计划；能够对群体开展健康教育，并能够积极评价健康教育效果。

（4）主要内容

健康管理学概述、健康管理基本策略、健康管理基础知识、健康教育及健康管理基本过程、健康管理的信息化、常见慢性病健康管理。

（5）教学方法

“教、学、做”一体、任务驱动教学。

（6）评价方式

课程总评成绩＝情境 1（20%）＋情境 2（20%）＋情境 3（30%）＋情境 4（30%）。

2．婴幼儿营养与喂养

（1）学时与学分

32 学时，2 学分。

（2）课程星级

1 星（☑学习领域课　☐混合式教学课　☐课程思政课　☐创新创业课　☐课证融通课）。

（3）课程目标

通过本课程的学习，系统地了解科学育儿的最新实用知识及操作技能。

（4）主要内容

本课程对婴幼儿常见喂养问题作了较为系统的介绍，总结了喂养不当的 3 个方面的原因；对常见的营养性疾病，如佝偻病、缺铁性贫血、营养不良、厌食症以及肥胖症等也作了全面阐述；对营养评估指标作了分析，介绍了各种营养评估的方法，其重点是掌握婴幼儿体格评估与膳食营养评估。本课程还介绍了各类辅食制作以及烹饪学知识与技能，从简单的辅食加工，到高质量的辅食制作，再到家庭餐桌食品。婴幼儿的食物加工制作只有在相应的理论指导下，才能适应婴幼儿发育的不同阶段，为婴幼儿提供合理的营养，满足他们的生长发育所需。本课程的重点是不同年龄段婴幼儿的食物制作技能以及全天食谱设计。通过模拟课堂、试讲、见习等实践活动，让学生参与早教园早期教育一体化活动的设计与开展工作。

(5) 教学方法

“教、学、做”一体、任务驱动教学。

(6) 评价方式

课程总评成绩＝情境1(20%)＋情境2(20%)＋情境3(30%)＋情境4(30%)。

3. 0～3岁婴幼儿保健与护理

(1) 学时与学分

32学时，2学分。

(2) 课程星级

1星(☑学习领域课 □混合式教学课 □课程思政课 □创新创业课 □课证融通课)。

(3) 课程目标

通过本课程的学习，系统地了解胎儿期、新生儿期、婴幼儿期的生理特点、营养、护理保健的常识，了解0～3岁婴幼儿的生理指标、生长发育特点、营养护理等方面的知识。本课程始终坚持学前卫生知识和教育相结合的原则，以学前教育理论为依据，注重在婴幼儿身心发展过程中渗透教育内容，在教育过程中注意卫生保健工作，使学生进一步理解婴幼儿卫生教育的目标、内容、活动、环境、方法和手段以及最新的幼儿园教育模式，掌握一些必需的幼儿园常用保健护理知识，培养全方位的健康教育设计能力、创设适宜环境的能力、组织幼儿进行科学探索活动的能力。同时，针对幼儿教师的特点，使学生掌握最基本的有关幼儿身体保健和心理保健方面的知识和技能，讲究实用性和可操作性。本课程可使学生具备吸纳先进幼儿科学教育理念的能力，形成良好的科学素质和幼儿教师职业道德，从帮助学生树立正确的健康观和卫生观入手，力图使学生在一开始接触婴幼儿托育服务与管理专业的时候，就能以一种较高、较广的视角来认识和理解婴幼儿卫生教育工作对婴幼儿健康成长的重要价值。

(4) 主要内容

胎儿期、新生儿期、婴幼儿期的生理特点、营养、护理保健及早期培育，0～3 岁婴幼儿的生理指标、营养、护理及生长发育特点。

(5) 教学方法

"教、学、做"一体、任务驱动教学。

(6) 评价方式

课程总评成绩 = 情境 1(20%) + 情境 2(20%) + 情境 3(30%) + 情境 4(30%)。

4. 0～3 岁婴幼儿教养

(1) 学时与学分

32 学时，2 学分。

(2) 课程星级

1 星(☑学习领域课　☐混合式教学课　☐课程思政课　☐创新创业课　☐课证融通课)。

(3) 课程目标

通过本课程的学习，能比较全面系统地掌握 0～3 岁婴幼儿教养的基本理论和基本方法，了解 0～3 岁婴幼儿的生理、心理特点；掌握早期教养指导中心的课程；能初步指导婴幼儿教养活动及设计相关活动；认识早教园早期教育一体化活动的特点及规律，培养和提高学生分析和解决早教园早期教育一体化活动中实际问题的基本能力。通过模拟课堂、试讲、见习等实践活动，让学生参与早教园早期教育一体化活动的设计与开展工作。

(4) 主要内容

婴幼儿观及教养观、婴幼儿早期教养课程概述、早期教养指导中心课程、婴幼儿教养与指导活动设计。

(5) 教学方法

"教、学、做"一体、任务驱动教学。

(6) 评价方式

课程总评成绩 = 情境 1(20%) + 情境 2(20%) + 情境 3(30%) + 情境 4(30%)。

5. 0～3 岁婴幼儿语言与交往

(1) 学时与学分

32 学时，2 学分。

(2) 课程星级

1 星(☑学习领域课　☑混合式教学课　☐课程思政课　☐创新创业课　☐课证融通课)。

(3) 课程目标

通过本课程的学习，能比较全面系统地掌握0～3岁婴幼儿语言与交往的意义、规律、培养策略、日常行为观察和异常行为调适等。倡导亲情关爱、生活教育、保教融合的理念，注重婴幼儿语言与交往中顺应发展与推进发展的指导关系，运用丰富的生活案例阐释科学的育儿方略。

（4）主要内容

本课程主要介绍0～3岁婴幼儿语言与交往的重要意义及发展规律；0～1岁、1～2岁、2～3岁等不同年龄段婴幼儿语言与交往的培养策略；在日常生活环境和人际交往中自然渗透语言与交往的培养方法、亲子游戏类型和指导方式，以及生动的亲子游戏范例；在日常生活中对各年龄段婴幼儿语言与交往发展的观察重点、观察方式、注意要点，以及针对异常行为的调适措施。

（5）教学方法

“教、学、做”一体、任务驱动教学。

（6）评价方式

课程总评成绩＝情境1（20%）＋情境2（20%）＋情境3（30%）＋情境4（30%）。

6．0～3岁婴幼儿动作发展与训练

（1）学时与学分

32学时，2学分。

（2）课程星级

1星（☑学习领域课　☐混合式教学课　☐课程思政课　☐创新创业课　☐课证融通课）。

（3）课程目标

本课程在婴幼儿托育服务与管理专业人才培养过程中属于职业岗位核心课程，是婴幼儿托育服务与管理专业学生必修的一门课程，其开设可为后续职业岗位核心课程的学习奠定基础。该课程要求学生全面系统地了解人体骨骼结构、运动生理、运动心理及婴幼儿动作发展模式，熟练运用各种道具配合婴幼儿动作发展训练。

（4）主要内容

人体骨骼基础知识、运动生理知识、运动心理知识、儿童动作发展模式。

（5）教学方法

“教、学、做”一体、任务驱动教学。

（6）评价方式

课程总评成绩＝情境1（20%）＋情境2（20%）＋情境3（30%）＋情境4（30%）。

7．0～3岁婴幼儿智能开发与训练

（1）学时与学分

32学时,2学分。

(2) 课程星级

1星(☑学习领域课　□混合式教学课　□课程思政课　□创新创业课　□课证融通课)。

(3) 课程目标

通过本课程的学习,能比较全面系统地掌握0～3岁婴幼儿智能发展的特点和相关开发训练活动的要求、注意要点;掌握0～3岁婴幼儿智能开发的训练方法;能够运用所学知识指导今后的工作。通过模拟课堂、试讲、见习等实践活动,让学生参与早教中婴幼儿智能开发与训练的设计与开展工作,培养学生的婴幼儿观,培育良好的职业素养。

(4) 主要内容

本课程以运动、语言、逻辑数学、感知、社交等方面的智能开发与训练为主要内容,介绍婴幼儿智能发展评价的基础理论、不同月龄的婴幼儿智能发展量表,明确早期教育智能开发的重要性,夯实早期教育智能开发的理论基础。

(5) 教学方法

“教、学、做”一体、任务驱动教学。

(6) 评价方式

课程总评成绩＝情境1(20%)＋情境2(20%)＋情境3(30%)＋情境4(30%)。

8. 感觉统合教育

(1) 学时与学分

32学时,2学分。

(2) 课程星级

1星(☑学习领域课　□混合式教学课　□课程思政课　□创新创业课　□课证融通课)。

(3) 课程目标

通过本课程的学习,能比较全面系统地掌握0～3岁婴幼儿感觉统合教育的理论及实操教程。通过模拟课堂、试讲、见习等实践活动,让学生从中体会婴幼儿感觉统合教育工作理念,培养学生的婴幼儿观,培育良好的职业素养。

(4) 主要内容

感觉统合与注意力训练、感觉统合的测量与评估、感觉统合活动的设计与指导、特殊儿童的感觉统合训练、感觉统合治疗师的职业要求。

(5) 教学方法

“教、学、做”一体、任务驱动教学。

(6) 评价方式

课程总评成绩=情境1(20%)+情境2(20%)+情境3(30%)+情境4(30%)。

9. 蒙台梭利教育

(1) 学时与学分

64学时，4学分。

(2) 课程星级

1星(☑学习领域课　□混合式教学课　□课程思政课　□创新创业课　□课证融通课)。

(3) 课程目标

通过本课程的学习，能够运用所学知识指导今后的工作。通过模拟课堂、试讲、见习等实践活动，让学生从中体会早教中婴幼儿蒙台梭利教育工作理念，培养学生的婴幼儿观，培育良好的职业素养。

(4) 主要内容

教具的特点及其操作守则，儿童发展观、教育观、教师观，蒙台梭利五大领域教具操作及蒙台梭利主题活动，0～3岁婴幼儿教育活动的实施方法等。

(5) 教学方法

"教、学、做"一体、任务驱动教学。

(6) 评价方式

课程总评成绩=情境1(20%)+情境2(20%)+情境3(30%)+情境4(30%)。

10. 奥尔夫音乐教育

(1) 学时与学分

32学时，2学分。

(2) 课程星级

1星(☑学习领域课　□混合式教学课　□课程思政课　□创新创业课　□课证融通课)。

(3) 课程目标

通过理论学习和实操练习，理解奥尔夫音乐教育思想、教学理论，正确使用奥尔夫音乐教学法。

(4) 主要内容

世界著名音乐教学理论概述、幼儿教师必备的音乐教学能力、奥尔夫音乐活动基础能力实训、奥尔夫音乐活动教学实训。

(5) 教学方法

"教、学、做"一体、任务驱动教学。

(6) 评价方式

课程总评成绩=情境1(20%)+情境2(20%)+情境3(30%)+情境4(30%)。

11．0～3岁婴幼儿亲子活动设计与指导

（1）学时与学分

32学时，2学分。

（2）课程星级

1星（☑学习领域课　☐混合式教学课　☐课程思政课　☐创新创业课　☐课证融通课）。

（3）课程目标

通过本课程的学习，能比较全面系统地了解亲子活动的概念、特点和价值，掌握亲子活动的设计与指导方法，结合案例理解理论知识点。同时，以理论知识点反观案例设计的科学性，从而达到知其然，也知其所以然。理论学习是用来指导实践的，实践是验证和掌握理论的最好方法。

（4）主要内容

亲子活动概述，亲子活动设计的基本问题，0～1岁、1～2岁、2～3岁婴幼儿亲子活动的设计与指导，亲子活动中的家长指导。

（5）教学方法

“教、学、做”一体、任务驱动教学。

（6）评价方式

课程总评成绩＝情境1（20％）＋情境2（20％）＋情境3（30％）＋情境4（30％）。

4.9　素质拓展

学生必须参加社会实践、探索研究、创新创业等素质拓展活动，必须修得素质拓展活动10学分。学分累积与兑换参见《六安职业技术学院素质拓展活动积分管理办法》。

4.10　岗位适应性实践

4.10.1　课程教学目的和要求

1．教学目的

就业方向课程主要是六安职业技术学院为满足企业“订单”式人才培养的需求，设置的一个动态课程模块。六安职业技术学院根据与“订单”企业签订的“订单”确定培养目标，充分发挥校企双方的优势，以应用性为主旨，以职业岗位群为参照系，以能力培养为核心，按企业的生产实际调整教学模块，既结合企业的员工礼仪规范、职业道德基础、企业文化、工作技能、操作规程等岗位需求开设课程，又把企业新知识、新技术、新设备、新工艺增加到专业教材中，使所教内容与企业需求同步，增强人才培养的针对性和适用性。

2. 教学要求

在早教中心、高端幼儿园和托育中心等“订单”企业的业务骨干、行业专家的指导下，为保证课程顺利开设，达到预期的教学目的，具体要求如下：

① 校企双方合作组织教学，提高学生适应岗位的能力。

② 以专业技术训练为主，以职业资格为导向，组织教学内容，强化教学实践，在确保时间、成本、质量的前提下，有计划、有步骤地把专业技能化整为零，突出岗位核心知识与能力训练，做到目标明确、任务具体、操作规范。

③ 学生在课程学习的过程中，要遵守纪律，认真完成课程学习任务。

④ 学生应听从教师指导，严格遵守学院提出的纪律要求和“订单”企业的各项规章制度；努力学习早教托育企业各个岗位的工作制度和规程；运用理论知识观察和分析实际工作中遇到的各类问题，提高信息搜集、信息分析和文字表达能力。

⑤ 课程结束后，学生将获得就业方向课程的鉴定，课程鉴定须经“订单”企业及指导教师审阅签字，并给出评语加盖“订单”企业公章。学生还要撰写并提交课程学习报告或设计方案 1 份，字数要在 3000 字以上，内容应全面反映完成课程内容的情况，说明学生在课程学习中的收获、体会；介绍“订单”企业的经营管理状况，如各部门的职能是什么、部门间是怎么协调工作的、各个岗位的工作流程、服务质量如何、顾客的反应如何等；总结在课程学习中所做的工作及在提高独立工作能力和解决实际问题能力方面作出的努力等。

4.10.2 课程内容

“订单”企业和六安职业技术学院共同商定、设置课程内容，具体包括：

1. 婴幼儿托育服务方向课程内容

(1) 婴幼儿敏感期教育实训

此部分内容主要介绍 0～3 岁婴幼儿在视觉、语言、听觉、口手、行走、渴望爱、秩序、审美、关注细小事物、空间、自我意识、执拗、追求完美等方面的敏感期的表现，并提供应对 0～3 岁婴幼儿各个敏感期的科学的、有效的方法。

结合学生在 0～3 岁婴幼儿教育服务中的实际操作，总结技能操作规范现状，对其提出建设性的改进措施。

（2）儿童发展评估

此部分内容主要包括0～6岁儿童的发育进程、0～6岁儿童发育监测的内容和方法，以及发现儿童存在发育迟缓或障碍时的处理方式。这些内容是基层保健医生进行家长发育咨询时需要掌握的基本内容。此部分内容中介绍的儿童发育评估方法并不是诊断性测试，而是一个通用的、易于掌握和使用的简易评估方法。目的是希望基层保健人员可以理解和重视0～6岁儿童发育评估的重要性，并鼓励其开展相关工作。早期发现、早期诊断无疑会给发育迟缓的儿童提供更好的机会，帮助他们尽早寻求和获得专业的咨询和治疗，提高他们的生活质量。要想知道一个正常儿童的行为特点，了解引起儿童发育障碍的风险因素，并识别其可能的行为问题指征，基层保健人员需要使用简单、方便、科学和社会可接受的方法开展儿童发育监测和评估工作。

2. 婴幼儿托育管理方向课程内容

（1）托育机构卫生与保健

此部分内容以教育部《0～6岁儿童学习与发展指南》为参照体系，以现代健康观和健康促进理念为基础，介绍学前儿童的健康决定因素和健康促进策略、学前儿童卫生与保育的工作范畴和工作内容等。同时，此课程还介绍儿童体格和各系统生长发育、心理和社会发展的规律与特点，婴幼儿时期的各项保育工作和卫生保健要点，多种常见生理和心理健康问题的症状表现与识别方法、产生原因、预防控制策略以及必要的护理和应对技巧。此部分内容能指导托幼机构如何营造有利于儿童健康发展的环境，能使其知晓学前儿童膳食营养安排与食品卫生管理要求、日常保教活动安排的卫生要求、建筑设施设备用具配置和社会心理环境设置要求、与儿童伤害相关的安全防护与管理及现场急救方法等。

（2）婴幼儿托育机构设立与管理实训

此部分内容主要介绍0～3岁婴幼儿托育机构的设立与管理、0～3岁婴幼儿托育机构卫生保健、0～3岁婴幼儿发展指导等三大部分内容，实训涵盖托育机构的选址、空间设计、人员配置、课程安排、安全防范、机构管理等方面的内容，同时还包含卫生消毒、膳食管理、疾病预防与护理、意外伤害预防与处理、婴幼儿发展指导与评估等专业技能和知识的实操实训，能指导相关管理机构科学、规范地开展托育工作，促进0～3岁婴幼儿的健康成长。

4.10.3 课程开设时间

第五学期。

4.10.4　课程开设方式

采取“请进来,走出去”的方式。邀请“订单”企业的业务骨干和行业专家在校内给“订单”学生开设专题讲座,传授最新的业务知识,开展技能培训,介绍企业文化;或学院根据学生的实际情况,把课堂设在“订单”企业的实训场地,教师边授课边示范,学生边学习边操作,理论与实践相结合;或学生走出校门以做任务的方式到“订单”企业中进行调研、顶岗实习、参加项目任务等,掌握岗位的工作流程和基本要求,了解各部门的职能和企业的运营方式,培养实际工作能力,为就业奠定基础。

4.10.5　考核内容和方式

1. 考核内容

“订单”企业对学生的鉴定评价、课程学习报告或设计方案等。

2. 考核方式

“订单”企业鉴定表、课程学习报告或设计方案等。

(1)“订单”企业鉴定表

通过教师的教学指导,课程结束后学生应获得就业方向课程的鉴定,课程鉴定须经“订单”企业及指导教师审阅签字,并写出评语加盖“订单”企业公章。

(2) 课程学习报告或设计方案

课程结束后,学生需提交一份课程学习报告或设计方案,字数要在3000字以上,内容应反映完成课程内容的情况,说明学生在课程学习中的收获、体会;介绍“订单”企业的经营管理状况,如服务技能操作规范、部门危机公共关系处理、服务技巧等;总结在课程学习中所做的工作及在提高独立工作能力和解决实际问题能力方面作出的努力等。

3. 成绩评定标准

“订单”企业鉴定成绩占40%,课程学习报告或设计方案成绩占60%,将两者成绩加权得到综合得分,再折算成相应档次,即优秀、良好、及格、不及格。

4.11　培养措施

在教育部倡导的产教融合、校企合作、工学结合人才培养模式下,依托专业建设等10个支撑平台,通过“三全”育人、课程思政、“三教”改革、“1+X”证书制度试点等多措并举，积极推行人才培养模式改革，践行“播撒创新精神种子，设定创业遗传代码，文化浸润、人格养成、能力固本、素质铸魂”的人才培养改革新思路。通过岗课对接、课证融通、竞赛牵引，落实立德树人的根本任务。人才培养目标、达成路径、支撑平台的逻辑关系如图4.2所示。

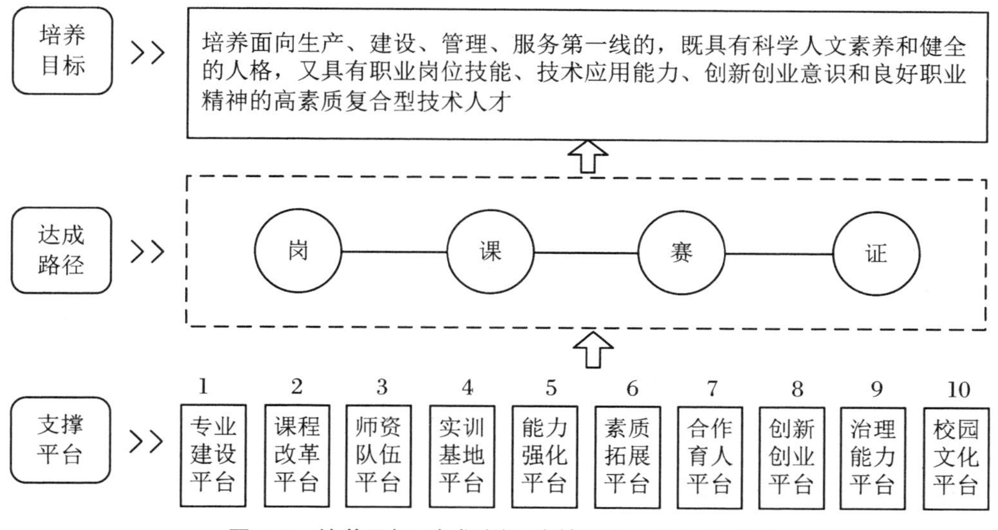

图4.2　培养目标、达成路径、支撑平台的逻辑关系图

4.11.1　落实立德树人的根本任务

以习近平新时代中国特色社会主义思想，特别是习近平总书记关于职业教育的重要论述为指导，推进理想信念教育常态化、制度化。夯实师资队伍平台，推进师德师风建设，树立正确的人才观，培育和践行社会主义核心价值观，着力提高人才培养质量。围绕素质拓展平台，构建并不断完善由“活动模块、养成模块、课程模块和认证平台”构成的大学生素质拓展体系。通过大学生文明修身活动、大学生创新创业教育活动、科技文化艺术节活动、大学生社会实践活动等，厚植爱国情怀，增强学生的社会责任感、创新精神和实践能力。

4.11.2　积极构建“三全育人”格局

发挥治理能力平台和校园文化平台的功能，加强校园物质文化，“四史”、“非遗”传承、皖西红色基因等精神文化，现代大学制度、依法治校等制度文化以及“校园之星”评选、大学生职业生涯规划和职业技能竞赛等行为文化建设，统筹各领域、各环节、各方面的育人资源和育人力量，落实全员、全过程、全方位育人。完善分管校长—督导室、教务处—二级学院—系的教学管理体系，以及教学检查制度、教学督导制度、听课制度、教学信息反馈制度和毕业生质量跟踪调查制度等多级信息反馈系统，形成自我诊断与改进体系，提高人才培养质量。创新学生管理模式，在实施学院领导值周、辅导员例会、辅导员谈心、主题班会等制度的基础上，强化学生的自我管理。

4.11.3 持续深化"三教"改革

持续推动师资队伍平台建设，通过企业锻炼、培训、参与技术服务、引入兼职教师、校企双专业带头人等途径，建立一支数量充足、结构合理、素质优良、业务精湛、具有鲜明职教特点的教练型师资队伍，满足高素质复合型技术人才的培养需要。继续探索课程改革平台和专业建设平台建设，及时将行业的新技术、新工艺、新规范作为内容模块，融入教材中。根据学生的特点创新教材形态，编纂科学严谨、深入浅出、图文并茂、形式多样的活页式、工作手册式融媒体教材，充分满足教学需求。在做好课堂教学日常管理的同时，推动"课堂革命"，以适应生源多样化的特点。构建以职业能力培养为核心的学习领域课程，创设学习情境，制定课程标准，实施以成果为导向的一体化教学和多元化过程式评价，积极利用微课云平台、混合式教学平台等开展"线上＋线下"的混合式教法改革，开发技能微课、SPOC、MOOC等教学资源，不断推动课程教学改革。

4.11.4 有力推进"1＋X"证书制度

深化高素质复合型技术人才培养培训模式改革，有力推进"1＋X"证书制度。鼓励各专业学生在获得学历证书的同时，积极取得不少于1个相关职业技能等级证书。依托实训基地平台，建成集教学、培训、技能鉴定、技术研发和生产服务功能于一体的生产型实训基地，实现实训环境的信息化、现代化和职场化。拓展实训基地平台功能，对接省赛、国赛项目，服务技能大赛和创新创业训练（创客工坊），响应"1＋X"证书的考证需求。创新实践教学管理模式，完善实践教学质量保障体系，推进实践教学改革，为"1＋X"证书制度的实施提供制度保障。强化能力本位的人才培养，实现"岗课赛证"融通。增强能力强化平台，围绕专业应具备的职业基础能力、岗位核心能力和技术应用能力，开设相关课程；选择技能等级证书（"1＋X"）认定项目，强化技术技能培养；以省赛、国赛为引领，大力开展职业技能竞赛，促使学生的技术技能水平进一步提升。

4.11.5 全面开展课程思政建设

立足课程改革平台和素质拓展平台，全面开展课程思政建设，主动、准确地把价值观引导融入知识传授和能力培养之中，帮助学生塑造正确的世界观、人生观、价值观，使之成为人才培养的应有之义和必备内容。加强课程思政专题立项，深入梳理专业课教学内容，结合不同课程的特点、思维方法和价值理念，深入挖掘课程思政元素，有机融入课程教学，达到润物无声的育人效果。

4.11.6 加强产教融合

落实产教融合、校企合作，将企业课程植入专业课程体系，校企联合制定人才培养方案，将培养复合型技术人才的课程植入教学改革中。在校企合作的框架下，六安职业技术学院把实训基地建在企业，企业把人才培养和培训基地建在学校，校企协同，共同培育出具有工匠精神且技艺精湛的专业人才，以促进人才培养和岗位需求的精准对接，提升人才培养的质量。

4.12 毕业条件

必须学完规定的全部教学内容；至少获得规定课程 110.5 学分，岗位适应性实践Ⅰ16 学分，岗位适应性实践Ⅱ26 学分，素质拓展活动 10 学分，共计 162.5 学分，方可毕业。

4.13 教学安排

教学安排见表 4.4。

表 4.4 教学安排表

课程体系	序号	课程代码	课程名称	课程性质	课程类型	考核方式	授课时间(学时)分配			学分	每周授课时间(学时)分配					
							合计	理论教学	实践教学		第一学年		第二学年		第三学年	
											一	二	三	四	五	六
公共素质基础课程	1	2702004	入学教育与军训	必修	C	考试	111	0	75	2.5	30/2-3					
		2702002	军事理论(网络课程)	必修	A	考试		36	0	2	#36					
	2	0801009	思想道德与法治Ⅰ	必修	B	考试	24	20	4	3	2/4-15					
		0801010	思想道德与法治Ⅱ		B	考试	24	20	4			2/1-12				
	3	0802003	毛泽东思想和中国特色社会主义理论体系概论	必修	B	考试	32	26	6	2			2/1-16			
		0802005	习近平新时代中国特色社会主义思想概论		B	考试	48	42	6	3				3/1-16		
	4	0801005	形势与政策Ⅰ	必修	A	考查	8	8	0	2	#8					
		0801006	形势与政策Ⅱ		A	考查	8	8	0			#8				
		0801007	形势与政策Ⅲ		A	考查	8	8	0				#8			
		0801008	形势与政策Ⅳ		A	考查	8	8	0					#8		
	5	0601008-1	大学体育(1)(普修)	必修	B	考试	32	2	30	6	2/4-19					
		0601008-2	大学体育(2)(专项1)		B	考试	38	2	36			2/1-19				
		0601008-3	大学体育(3)(专项2)		B	考试	38	2	36				2/1-19			
	6	0602004	实用英语Ⅰ	必修	B	考试	56	28	28	8	4/4-17					
		0602005	实用英语Ⅱ		B	考试	72	36	36			4/1-18				

续表

课程体系	序号	课程代码	课程名称	课程性质	课程类型	考核方式	授课时间(学时)分配			学分	每周授课时间(学时)分配					
											第一学年		第二学年		第三学年	
							合计	理论教学	实践教学		一	二	三	四	五	六
公共素质基础课程	7	2600001	大学生职业发展与就业指导Ⅰ	必修	A	考查	8	8	0	2	#8					
		2600002	大学生职业发展与就业指导Ⅱ		A	考查	8	8	0				#8			
		2600005	大学生职业发展与就业指导Ⅲ		A	考查	14	14	0					#14		
	8	2300004	大学生身心健康1	必修	A	考查	8	8	0	2	#8					
		2300005	大学生身心健康2		A	考查	8	8	0			#8				
		2300006	大学生身心健康3		A	考查	8	8	0				#8			
		2300007	大学生身心健康4		A	考查	8	8	0					#8		
	9	2301001	创业基础与实务	必修	A	考试	32	32	0	2	4/4-11					
	10	2301002	创新思维和创造力开发	必修	A	考查	16	16	0	1		4/1-4				
	11	0080001	劳动教育(网络课程)	必修	A	考查	32	32	0	2	#32					
	12	0002101	中国优秀传统文化	必修	A	考试	32	32	0	2		2/4-19				
	13	0002112	大学美育(网络课程)	必修	A	考试	32	32	0	2		#32				
公共技术基础课程	14	0301201	信息技术(基础模块)	必修	B	考试	48	16	32	3	4/4-15					
		0301202	信息技术(拓展模块)	必修	B	考试	32	16	16	2		4/1-8				

续表

课程体系	序号	课程代码	课程名称	课程性质	课程类型	考核方式	授课时间(学时)分配			学分	每周授课时间(学时)分配					
							合计	理论教学	实践教学		第一学年		第二学年		第三学年	
											一	二	三	四	五	六
公共素质拓展课程	15	0021001	校级平台课程,学生必选,前四个学期每个学期一门,共四门	选修	A	考查	16	16	0	1						
	16	0021002		选修	A	考查	16	16	0	1						
	17	0021003		选修	A	考查	16	16	0	1						
	18	0021004		选修	A	考查	16	16	0	1						
职业技术基础课程	19	1203001-1	学前教育学Ⅰ	必修	A	考试	32	32	0	2		2				
	20	1203001-2	学前教育学Ⅱ	必修	A	考试	32	32	0	2			2			
	21	1203002-1	学前心理学Ⅰ	必修	A	考试	32	32	0	2		2				
	22	1203002-2	学前心理学Ⅱ	必修	A	考试	32	32	0	2			2			
	23	1203003-1	声乐基础(含基本乐理)Ⅰ	必修	B	考试	32	16	16	2	2					
	24	1203003-2	声乐基础(含基本乐理)Ⅱ	必修	B	考试	32	16	16	2		2				
	25	1203004-1	舞蹈基础Ⅰ	必修	B	考试	32	6	26	2	2					
	26	1203004-2	舞蹈基础Ⅱ	必修	B	考试	32	6	26	2		2				
	27	1203005	美术基础	必修	B	考试	32	10	22	2			2			
	28	1203006	手工基础	必修	B	考试	32	8	24	2				2		
	29	1203007	幼儿教师与家长沟通技巧	必修	B	考试	32	10	22	2				2		
	30	1203008	母婴护理	必修	B	考试	32	12	20	2				2		

续表

课程体系	序号	课程代码	课程名称	课程性质	课程类型	考核方式	授课时间（学时）分配			学分	每周授课时间（学时）分配					
							合计	理论教学	实践教学		第一学年		第二学年		第三学年	
											一	二	三	四	五	六
职业技术基础课程	31	1203009	0～3 岁早期教育事业发展与管理	必修	A	考试	32	32	0	2		2				
	32	1203010	幼儿教师实用英语口语	必修	B	考试	32	16	16	2			2			
职业岗位核心课程	33	1203011	健康管理学	必修	A	考试	32	32	0	2	2					
	34	1203012	婴幼儿营养与喂养	必修	B	考试	32	22	10	2			2			
	35	1203013	0～3 岁婴幼儿保健与护理	必修	B	考试	32	22	10	2	2					
	36	1203014	0～3 岁婴幼儿教养	必修	A	考试	32	32	0	2			2			
	37	1203015	0～3 岁婴幼儿语言与交往	必修	B	考试	32	22	10	2			2			
	38	1203016	0～3 岁婴幼儿动作发展与训练	必修	B	考试	32	22	10	2			2			
	39	1203017	0～3 岁婴幼儿智能开发与训练	必修	B	考试	32	22	10	2				2		
	40	1203018	感觉统合教育	必修	B	考试	32	10	22	2			2			
	41	1203019-1	蒙台梭利教育Ⅰ	必修	B	考试	32	10	22	2			2			
	42	1203019-2	蒙台梭利教育Ⅱ	必修	B	考试	32	10	22	2				2		
	43	1203020	奥尔夫音乐教育	必修	B	考试	32	10	22	2				2		
	44	1203021	0～3 岁婴幼儿亲子活动设计与指导	必修	B	考试	32	10	22	2				2		

续表

课程体系	序号	课程代码	课程名称	课程性质	课程类型	考核方式	授课时间（学时）分配			学分	每周授课时间（学时）分配					
							合计	理论教学	实践教学		第一学年		第二学年		第三学年	
											一	二	三	四	五	六
职业素质拓展课程	45	1203022	婴幼儿安全事故预防与处理	选修	B	考查	16	10	6	1	♯16					
	46	1203023	托育早教环境创设	选修	B	考查	16	10	6	1				♯16		
	47	1203024	早教机构运营与管理	选修	A	考查	16	16	0	1				♯16		
	48	1203025	幼儿教育政策与法规	选修	A	考查	16	16	0	1		♯16				
	49	1203026	婴幼儿敏感期教育	选修	A	考查	16	16	0	1			♯16			
	50	1203027	幼儿教师职业伦理	选修	A	考查	16	16	0	1		♯16				
	51	1203028	钢琴基础	选修	B	考查	16	6	10	1			♯16			
	52	1203029	婴幼儿绘本选择与赏析	选修	A	考查	16	16	0	1				♯16		
岗位适应性实践Ⅰ	升学方向（各专业根据学生升学需要开发2～3门与升学相关的辅导课程，共256学时）		中国文学	选修	A	考查	80	80	0	16						
			教育学基础	选修	A	考查	88	88	0							
			学前儿童发展心理学	选修	A	考查	88	88	0							
	就业方向（校企合作开发2～3门就业前综合实训课程，共256学时）		托育机构卫生与保健	选修	C	考查	80	0	80	16						
			婴幼儿托育机构设立与管理	选修	C	考查	88	0	88							
			儿童发展评估	选修	C	考查	88	0	88							
岗位适应性实践Ⅱ			岗位实习	必修	C	考试	676	0	676	26						♯676
	素质拓展活动			选修						10						
	总计						2749	1394	1355	162.5	26	24	24	19		

注：1. “♯”后的数字表示本学期该课程的总学时。

2. 表中形如“2/4-19”的数字表示该课程周学时为2学时，从第4周上到第19周，其余以此类推。

3. 公共素质基础课程为41.5学分；公共技术基础课程为5学分；公共素质拓展课程每人选修4学分；职业技术基础课程为28学分；职业岗位核心课程为24学分；职业素质拓展课程每人选修8学分；岗位适应性实践Ⅰ为16学分，学生可在升学方向与就业方向中选择一个方向课程进行修读；岗位适应性实践Ⅱ（岗位实习）为26学分；素质拓展活动为10学分。学分管理依照《六安职业技术学院学分制管理办法（试行）》和《六安职业技术学院素质拓展活动积分管理办法》执行。

4. A表示纯理论课程，B表示理论加实践课程，C表示纯实践课程。

4.14　学分分配

按专业教学进程表中设置的实际课程学分数计算。素质拓展活动学分不计算在内，岗位适应性实践932学时计算在内，具体见表4.5和表4.6。

表4.5　各模块课程学分分配表

课程模块	公共素质基础课程	公共技术基础课程	公共素质拓展课程	职业技术基础课程	职业岗位核心课程	职业素质拓展课程
学分数	41.5	5	4	28	24	8
占课程学分比例	37.56%	4.52%	3.62%	25.34%	21.72%	7.24%

表4.6　理论课程与实践课程学时比例表

课程类型	学时数	百分比
理论教学	1394	50.71%
实践教学	1355	49.29%

4.15　专业教师要求

① 树立正确的世界观、人生观和价值观，做到“有理想信念、有道德情操、有扎实知识、有仁爱之心”。

② 树立“忠诚事业、热爱学生、严谨治学、严格执教”的教风，恪守教师职业道德，具有集体观念和团队意识，具有健康的体魄、积极向上的良好心态和合作精神。

③ 转变“以教为主”的学科本位和知识本位教育观念，树立“能力本位”的现代职业教育理念，做到“心中有德，胸中有梦，眼中有事，手中有能”。

④ 具备本专业扎实的专业基础知识和丰富的相关领域知识，具有独立开展教科研的能力，具备“互联网+”技术应用能力和现代信息技术运用能力，适应学分制背景下的教学要求。

⑤ 专职教师必须具有教育学、心理学、管理学专业大学本科及以上学历，中级以上职称所占比例不得低于60%，“双师型”资格教师达到60%，“双师”素质教师达到100%。

⑥ 聘请行业专家和企业工程技术人员参与专业建设和教学实践，专、兼职教师比例达到 2∶1。

4.16　基本实训要求

4.16.1　校内实训基地条件要求

为了保证人才培养方案的顺利实施，婴幼儿托育服务与管理专业将建成与课程体系相配套的一批具有职业氛围的实验实训室，为校内理论实践一体化课程实施提供有力的支撑。校内实训基地设备配置见表 4.7，实训中心实践教学条件配置见表 4.8。

表 4.7　校内实训基地设备配置

类型	序号	实践及训练项目	学期	时间(周)	主要内容及要求	地点
教学实习	1	现代教育技术综合实训	4～5	1～2	设计和开发适应早期教育课程整合的多媒体课件	校内外实训室
	2	早教园所、托育中心仿真工作场景综合实训	2～4	1～2	锻炼和培养学生的早期教育教学工作能力及管理能力	校内实训室
	3	早教机构、托育中心见习	2～4	1～2	观摩和学习各个早教机构教师的教学活动	见习基地
	4	月子中心见习	2～4	1～2	锻炼和培养学生的母婴护理等工作能力及管理能力	见习基地
毕业实习	5	学校为学生推荐或学生自主选择社会教育机构实习	5～6	40	学校为学生推荐或学生自主选择早教机构进行 1 年的顶岗实习	校外实习基地

表 4.8　实训中心实践教学条件配置

序号	实训室名称	功能	设备配置
1	幼儿教育技术实训室	具有仿真工作场景,可承接企业任务,开展专业实训	激光打印机、计算机、视频采集卡、数码相机、服务器速录机等
2	幼儿心理辅导技能实训室	帮助学生熟悉幼儿心理测评软件,分析幼儿心理,模拟实践	多媒体、桌椅、沙发、挂图、挂饰、灯具等
3	幼儿游戏与教学实训室	开展幼儿园游戏及各领域教育活动的说课、试教等活动	多媒体、适合儿童使用的桌椅、教具、电视机、DVD
4	儿童卫生保健实训室	进行幼儿体格检查,常用护理技术、急救等基本技能的训练	多媒体、放置柜、诊察桌椅、常用消毒用品、常用医疗器械等
5	形体礼仪实训室	基本功训练、形象训练、舞蹈排练及演出	多媒体、地毯、把杆、落地镜、DVD、钢琴等
6	幼儿美术教育实训室	引导学生用各种笔、纸等工具,运用线条、造型、色彩、构图等艺术语言创造出视觉形象	多媒体、桌椅、画板、画纸、颜料盒、水罐等

4.16.2　校外实训基地条件要求

六安职业技术学院与皖西学院、六安市妇幼保健院、皖西卫生职业技术学院、安徽贝乐教育集团、六安运动宝贝早教中心、六安零动体育、六安市贝尔早教、合肥未来园早教等合作,多形式、多渠道、最大限度地整合社会资源,为工学结合和顶岗实习创造条件。具体措施如下:

① 尝试与六安市及周边近 10 家早教中心合作,为专业课教师的实践和学生的实训搭建一个平台,对校企合作、校校合作的培养模式进行有益尝试。

② 将校内实训与真正的婴幼儿托育服务与管理职业岗位融为一体,探索一种"工学结合"的新型结合点。

③ 整合一切社会资源,采取企业和学校合作共建项目、共同开发、共享成果、共同发展的运作模式。开发具有行业特色的校外实训基地,使校外实训基地能够定期向学生提供与婴幼儿托育服务与管理相关的实习岗位。制定专项合作计划,共同编撰特色实训和培训教材,有针对性地开展培训,提高培训对象的实操能力。

4.17　专业教学建议

4.17.1　专业教学模式

在六安职业技术学院“文化浸润、人格养成、能力固本、素质铸魂”人才培养模式的指导下，以培养学生的职业能力为基本出发点，努力营造“教、学、做”一体的教学情境，充分发挥校内外专业教学资源的作用，努力将课程教学内容与职业岗位要求相互渗透、教学过程与工作过程相互渗透、教学管理与职场管理相互渗透，实现真正意义上的工学结合。积极开发以任务为导向、以项目为载体的教学方式，为学生自主学习积极创造条件，不断培育和凝练专业“三渗透、一融合”的专业教学模式。

4.17.2　课程开发规范

引入行业核心技术标准，结合职业资格标准，按照“行业情况分析→工作分析→典型工作任务分析→学习领域描述→学习情境与课业设计→课程实施与考核”的思路，将课程内容与职业标准对接，开发以行动为导向的基于工作过程的学习领域课程。

4.17.3　教学方法与手段

教学方法与手段的改革取决于教学内容的需要。婴幼儿托育服务与管理职能的特点决定了婴幼儿托育服务与管理专业学习内容、技能的多样性。在婴幼儿托育服务与管理专业的建设中，发动广大教师认真总结教学经验，根据学习领域课程的特点，采用“教、学、做”一体化教学模式。在教学过程中倡导教学方法的多样性，大力推广运用模拟仿真教学法、任务驱动教学法、项目教学法、情境教学法、案例教学法、技能竞赛教学法等多种教学方法。教师应从“主演”转变成“导演”，以学生为主体开展教学，突出学生的主体地位。

4.17.4　教材开发与课程资源建设

教材应突出实用性、前瞻性及良好的扩展性，充分关注行业的最新动态，紧跟行业前沿技术。可选取高职高专规划教材，也可按照学习领域的教学需要编写特色教材。

利用现代化信息技术手段，积极开发大规模开放在线课程、资源共享课程和视频公开课程，倡导微课制作，丰富网络课程资源，使教学内容从单一化向多元化转变，拓宽学生的知识面，提高学生的实操能力。

4.17.5 教学评价与考核

教学评价以实际操作考核为主，将过程考核与结果考核、个人考核与小组考核结合起来，不仅要评定学生的个人实践操作能力，而且要评定学生在实践活动中的协调能力和沟通能力。

第 5 章　婴幼儿托育服务与管理专业建设特色与思路

随着三孩政策的全面开放，婴幼儿托育人才更加急缺，社会、家庭也愈加重视托育服务，但是目前我国托育服务市场极不成熟，行业市场秩序也比较混乱，此时，必须要深入探讨专业发展的思路及其建设特色，具体包括以下几点。

5.1　目 标 定 位

学校应继续坚持“以就业为导向，以质量为核心”，不断探究和创新人才培养模式；注重理论联系实际，不断强化实践教学环节，强化专业技能的培养和训练；优化校内技能培训条件，建立长期稳定的校外实习基地；加强师资队伍建设，形成稳定且高水平的专、兼职教师队伍；加强教科研工作，并将教科研工作与教育教学工作紧密结合，推动教育教学改革；加强精品课程与教材建设；坚持以“学生为主体，教师为主导”，不断改进教学方法和教学手段，促进学生的身心发展，使学生的综合素质和专业技能得到全面提高，培养符合社会需要的专业人才。

5.2　课 程 设 计

为学生开设体现综合性、应用性的专业基础课和专业技能课，设有幼儿教师和育婴师两个专业方向，开设多门选修课，学生可根据自己的特长、兴趣和能力，选择不同的方向和课程，以利于在学习过程中有明确的目标和在就业时有较强的竞争力。第一、二学期加强学生基础知识技能的综合训练和专业基本理论；第三、四学期以“方向课程”为载体，一方面强化基础，另一方面按学生的兴趣和特长进行方向分流，以提高学生的专业知识和理论水平；第五、六学期抓特长，一方面以专业选修课和全校公选课为主渠道，另一方面以学生社团和兴趣小组为依托，大力培养学生的兴趣和特长，多方面发展学生的个性。同时，通过实习或其他社会实践，切实提高学生的能力或相关的实际工作能力。在教学过程中坚持理论与实践相结合，重视专业教学实践，通过多种形式把课堂教学与专业实习、实验、研究相结合。

5.3 教学改革

婴幼儿托育服务与管理专业技能达标考核是此专业培养目标的重要组成部分。为了将来职业岗位工作的需要，加强职前培训，六安职业技术学院制定了《婴幼儿托育服务专业学生专业技能达标考核方案》，规定了学生要掌握的专业技能，并制定了相应的验收标准。要求学生自入学起即根据自己的能力，对照方案和要求进行各项训练与考核，使其具备必备的专业技能和基本功，为以后的工作打下坚实的基础。

改革以教师和教材为中心的传统教学模式，实现两个重要转变：一是从“教”向“学”转变，二是从“知识授受”向“问题解决”和“实践探究”转变。积极开展讨论式教学、启发式教学，进行研究课、讨论课、自学课、辅导课、实验课、实践课等多种课程教学，并根据教学内容确定各门课程相应的教学形式，着力探索适合专业人才培养需求的教学方式与评价方式。

5.4 学生成长路线

学校应根据培养目标，强化学生的专业技能培养，使每个学生都有一技之长。一是“引路子”，将学生的学习效果与成才就业结合起来，增强学生学习的方向性、主动性；二是“考本子”，着力培养一专多能型人才，缩短学校与社会的距离，实行多证书制度，结合专业课的教学，组织学生进行相应的专业技能考证；三是“搭台子”，为学生搭建各种实践舞台，给学生的特长发展和素质锻炼提供机会，如积极组织学生参加社会各级与本专业相关的比赛活动、社会实践等。将集中实习、分散实习、穿插实习、岗位实习相结合，强调实习安排的创新性，以取得较好的效果。与此同时，教师应加强实践实训指导，为学生配备指导教师并对其进行定期考核和评价，通过专业规划和引领，邀请教学一线专家与学生面对面地零距离接触。

5.5 教学标准

托育服务从业人员的自身职业化水平是保障托育服务从业人员队伍建设、办好托育服务的内在要求与重要前提,关乎托育服务的质量与发展。然而目前我国还没有托育服务专业人才,托育服务市场从业人员多为幼儿教师、保育员和保姆等。虽然专业的婴幼儿托育服务人员与他们在知识和经验上有交叉,但更应有自己的专业特色。婴幼儿托育服务与管理专业人才培养应明确其与幼儿教师、保育员、月嫂和保姆等社会上其他育儿角色的异同,从而推动这一角色的合理定位。为满足托育服务专业人才缺失的情况下市场对托育人才的需求,进一步提升婴幼儿托育服务与管理专业人才的培养质量,制定权威的托育服务资格证书与职业准入制度迫在眉睫。权威的托育服务资格证书与职业准入制度需要国家协调各相关部门,根据市场对托育服务人才的需求及国家发展规划研讨制定,同时应开展“1+X”证书制度试点工作,探索建设职业教育国家学分“银行”。

5.6 师资队伍

学校应在专家的指导下进行企业导师与专任教师相结合的师资队伍建设。学校的课程体系建设、教材编写、实训指导都离不开教师,教师是专业建设的主体,托育人才的培养最终会落脚于教师层面。教育相关领域的专家在从理论层面探讨托育人才培养规范的同时,也为婴幼儿托育服务与管理专业的教师队伍建设指明了方向。婴幼儿托育服务与管理专业要求幼儿教育、婴幼儿护理等相关专业的教师进行转型。婴幼儿托育服务师不同于育婴师、保育员、幼儿教师、健康师等,但又与其专业知识有交叉,因此婴幼儿托育服务与管理专业的教师需要研习、整合相关保育知识和健康知识,形成托育服务专业知识体系。另外,示范性托育机构的优秀教师是高职院校婴幼儿托育服务与管理专业教师队伍的重要组成部分,托幼机构的优秀教师可作为企业导师纳入学校教师队伍。

5.7 校企共建机制

学校在开展婴幼儿托育服务与管理专业的教学时,必须要加大与婴幼儿托育机构合作的力度,合理应用双元制教学模式,提高婴幼儿托育服务与管理专业人才的职业能力和水平。为进一步拓展人才培养渠道,学校应该与社会上有资质的教育培训机构进行联合,制定系统化的人才培养方案,充分发挥多元化婴幼儿托育服务与管理专业人才实训平台的优势,提高婴幼儿托育服务与管理专业人才培养的质量。

5.8 实训室建设

学校应实现实训课程全面化,建设满足"婴幼儿保育与教育""婴幼儿卫生保健与护理""婴幼儿营养与喂哺"等课程教学与实践需求的场所。

教学场景要仿真化。如通过仿真教学进行智能仿真婴儿的领养及照护实训,使学生能够直观地了解 0～3 岁婴幼儿的生理和心理发育特点,掌握 0～3 岁婴幼儿生活照护、护理及教育等方面的基础理论知识和技能。

教学项目要操作化。如开设婴幼儿生理认知、教养指导、教育实施、生活照护、情感互动、膳食营养、保健与护理以及准妈妈孕期培训等方面的课程,开发婴幼儿抚触按摩、婴幼儿沐浴、婴幼儿喂养、婴幼儿二便等生活照护以及婴幼儿生长监测、婴幼儿营养监测、婴幼儿常见病与护理等实训项目。学生通过实训完成技能训练考核,将掌握婴幼儿生理、心理、营养膳食等方面的基础知识,并具备婴幼儿生活照护、情感互动、日常保健、教养指导、教育实施等婴幼儿教师必备的技能。同时,通过实训项目,可培养学生的爱心、耐心,并使他们掌握育婴师技能,为日后创造性地从事婴幼儿托育工作打下坚实的基础。

5.9 需 求 导 向

婴幼儿托育服务与管理专业人才是确保婴幼儿托育服务行业长期可持续发展的中坚力量,高校在进行婴幼儿托育服务与管理专业人才培养时,必须顺应行业发展需求,制定专业人才队伍建设长期发展规划,构建以高校培养为主,社会技能培训为辅的多层次、专业化人才培养体系,推动高校婴幼儿托育服务与管理专业人才培养活动的有序开展。第一,深入分析行业内部需求,制定差异化的专业人才培养策略,将理论知识与实践操作有效结合在一起,加强学生道德品质与职业素养培养的力度,提高婴幼儿托育服务与管理专业的应用性机能,为该专业学生毕业后顺利走上工作岗位打下良好的基础。第二,做好与用人单位的对接工作,为学生毕业后顺利就业提供保障。高校应该通过与政府、行业协会、科研机构的深度合作，构建以政府为主导、高校与行业为主体、社区为补充的全新人才供应链，有效缓解婴幼儿托育行业发展面临的人才紧缺问题。

5.10 实操能力培养

婴幼儿托育服务与管理专业人才毕业后不但要面对繁杂的学前教育、家庭指导教育、婴幼儿托育等相关内容，还要对幼儿发育状况进行监测评估，指导家长如何有效开展家庭教育。由于婴幼儿托育服务与管理是一个实践性、社会性、职业性突出的专业，所以高校在开展该专业人才培养的教学活动时，必须将理论教学与实践技能培养有机结合在一起，通过培养学生的婴幼儿发育观察分析能力、托育服务与管理方案制定能力等，满足婴幼儿托育服务工作提出的要求，促进婴幼儿托育服务行业的长期可持续发展。

5.11 社会保障制度

当前，我国婴幼儿托育行业在发展过程中存在的从业人员工作压力大、福利待遇低、缺乏社会保障等问题是导致该行业优秀人才留存率始终无法有效提升的重要因素。国务院出台实施的《关于促进 3 岁以下婴幼儿照护服务发展的指导意见》中明确提出了婴幼儿托育服务行业必须根据行业发展需求，加大从业人员队伍建设投入力度，确保从业人员的合法权益不受侵害。对此，相关部门应该尽快制定和实施婴幼儿托育行业从业人员最低工资标准、岗位晋升制度、职称评聘制度等相关制度，将婴幼儿托育人员的社会保障机制落到实处，利用完善的薪酬体系与社会保障制度，改善从业人员的基本待遇，才能达到有效提升从业人员留存率的目的。

5.12 课证融合

婴幼儿托育服务与管理专业毕业生职后教育、职称评定、国家职业评定体系建设标准不统一，是当前阻碍婴幼儿托育服务行业发展的问题之一。针对这一情况，相关部门应该根据婴幼儿托育行业发展的需求和特点，加快建设“1 + X”证书制度体系，将职业技能等级证书评定制度落到实处，促进从业人员职业教育水平和能力的有效提升，才能在保证婴幼儿托育服务与管理专业学生学历证书与资格证书有效衔接的基础上，促进婴幼儿托育服务向"课、证、岗"一体化方向全面发展。比如，某高校作为教育部批准的职业技能等级证书试点院校，根据相关要求，将婴幼儿照护专业纳入婴幼儿托育服务与管理专业课程体系中，为学生获得婴幼儿照护证提供了便利，满足了专业人才培养的要求。

总而言之，婴幼儿托育服务市场需求的持续增大，对高校婴幼儿托育服务与管理专业人才培养模式的创新与改革提出了明确的要求。作为高校来说，应该顺应市场发展的需求，根据学生的实际情况和需求，积极探索婴幼儿托育服务与管理专业人才培养的途径，通过对专业课程教学模式的创新与改革，在及时发现和解决婴幼儿托育服务与管理专业课程教学中存在的各种问题的基础上，提高学生的专业技能和水平，拓宽该专业毕业生的就业渠道，为学生未来的成长和发展打下坚实的基础。

第6章　部分专业课的课程思政建设

6.1　“学前教育学”课程思政建设

此课程思政建设分为以下三个板块：第一个板块为学前教育理论，高校要注重对学生价值观的培养，提高学生的综合素质与能力。第二个板块为技能、专业知识与道德素养，在学前教育理论的基础上，更注重技能与专业知识的培养，要培养学生的职业道德以及相关的专业技能素养。第三个板块为创新思维培养，作为幼儿教师要有创新思维，这样才能更好地引导学生，因此在第三个板块的教学中应更加注重培养学生的创新思维。在“学前教育学”课程中，教师可以将思政内容中的爱国、文化自信、法律意识等方面的内容进行融合，让学生在接受专业知识的同时，丰富自己的思想，实现综合能力的提升。在进行课程讲解的时候，教师要挖掘学前教育中的职业理念，培养学生爱岗敬业的精神、合作精神和精益求精的工匠精神。教师要改变传统的教育理念，注重教学方法的创新，在课堂上通过情境化教学和案例教学，引导学生更加深入地探索与发展，让学生在学习专业知识的同时，提高解决现实问题的能力，从而实现学生的综合发展目标。在确定教学内容的过程中应该要做到以下几点：

① 各个教学内容要有出处，让学生了解其理论基础。

② 教学内容的载体不要太过新颖，应该与具体的教学内容相结合，做到与时俱进。

③ 教学内容要丰富，以提高学生的学习兴趣，激发他们的学习动机。

6.2 “学前心理学”课程思政建设

该课程的任务在于使学生了解和掌握学前儿童心理发展的基本理论，形成正确的儿童观。正确儿童观的形成要使学生深刻认识到学前儿童是完整的、独特的、发展中的和具有主观能动性的个体，树立“幼儿为本”和“全面发展”的儿童观。以“幼儿为本”，重视“全面发展”，树立正确的职业理念，形成高尚的职业道德。

课程知识内容可分为四个思政知识模块：学前儿童发展心理概述、儿童发展理论主要流派、发展中的学前儿童心理和交往中的学前儿童心理。在教学过程中，教师可以帮助学生初步树立“幼儿为本”和“全面发展”的理念，使其认识到教师作为支持者、合作者和引导者的多元化角色定位，并形成“关注政策”“爱国守法、依法执教”的法律意识，理解家庭教育的重要性和家庭教育的内容、方法，传承优秀传统文化，坚定文化自信。

“学前心理学”课程思政内容的设计思路可分为六个步骤：第一，在帮助学生了解和掌握学前儿童心理发生发展的规律和特点的基础上，深刻认识学前儿童独特的、发展中的、具有主观能动性的特点，树立科学的儿童观；第二，结合案例分析和小组讨论，组织学生探讨如何遵循学前儿童身心发展的特点开展教育教学活动，树立正确的教育观和多元化的教师角色观；第三，联系学前教育政策法规，引导学生关注政策，树立政策意识和爱国守法、依法执教的意识；第四，结合教学内容引导学生正确认识自己，提高心理素质，健全人格；第五，将中国优秀传统文化融入教学，如可以结合“孟母三迁”的典故帮助学生进一步理解儿童发展的影响因素，结合“孔子因材施教”的典故进一步理解学前儿童的个体差异性特点，联系我国家庭教育名著《颜氏家训》（颜之推）和《家庭教育》（陈鹤琴），理解家庭教育的重要性和家庭教育的内容、方法，传承优秀传统文化，坚定文化自信；第六，以小组合作的形式模拟家园协同和交流合作的情景，培养学生沟通协作、能谋善断的综合素养，并在实践过程中树立团队协作意识。

6.3 “学前卫生学”课程思政建设

“学前卫生学”是一门研究 0～6 岁儿童身心发展特点和规律，分析机体与其教育、生活环境之间的相互关系，提出相应的卫生保健要求和主要措施，综合运用卫生学、医学、营养学、教育学、心理学等多学科知识和方法的学科，其目的是维护和增强学前儿童的身心健康。

课程教学内容包含丰富的思政元素，如在学习学前儿童的生理特点和生长发育规律时，引导学生尊重科学，用理性思维分析儿童的健康问题，帮助学生树立科学的生命健康观；在学习学前儿童常见病和传染病的预防时，通过制作并发放预防传染病宣传海报的形式，帮助学生正确认识传染病，树立良好的行为规范，提高学生的环境保护意识及社会责任感；在学习学前儿童意外事故急救时，渗透生命教育，引导学生敬畏生命、珍爱生命，提高学生的安全责任意识、团结协作意识和临场应变能力等。

总之，“学前卫生学”课程具有较强的实践性，将专业教育与思政教育深度融合，使课程更加立体鲜活，不仅有利于提高学生运用理论知识解决实际问题的能力，更有利于培养学生良好的职业素养、科学的健康观和生命观，使其更好地践行社会主义理想信念和价值追求。

6.4　“早期教育概论”课程思政建设

本课程主要围绕 0～3 岁婴幼儿的保育和教育理论基础，介绍具体年龄段儿童的发展特点和教养方式。

随着社会经济水平的进一步提升，社会各阶层对早期教育事业越发重视，这更要求高校要能够发挥“早期教育概论”在专业人才培养方面的效果，提高早教事业专业人员的专业知识和专业技能。由于早期教育活动的对象为低龄儿童，因此更要求早期教育从业者具有良好的思想道德素养。开展“早期教育概论”课程思政设计和实践活动，是新时期教育的重要使命和根本任务。

在“早期教育概论”课程思政设计活动中，应对“早期教育概论”课程体系进行优化升级，使其更加符合新时期的人才培养目标与要求。其必须能够坚持立德树人的教学根本，能够在专业课程教学中以学生为本，注重学生德、智、体、美、劳全面发展，让学生能够健康成长，对社会、对未来有正确的、积极的探索精神。

在课堂教学中，教师可借助信息技术完成对 0～3 岁婴幼儿敏感期的行为观察，在此过程中，教师不能只向学生传授早期教育专业理论知识，更要培养学生对早期教育的正确价值观。通过此方式，不仅能提高学生对早期教育重要性的认知，更能提升学生对自己职业的认同感和归属感，更好地发挥学生在早期教育活动中的创新创造作用。

6.5 “幼儿园环境创设”课程思政建设

“幼儿园环境创设”是幼儿的第三任“教师”,是一门隐形的教育课程,对幼儿的成长起着潜移默化的作用。在课程中加入思政元素,不仅能够使婴幼儿托育服务与管理专业的学生树立正确的职业理想,拥有良好的职业道德,真正践行立德树人的要求,还能帮助他们树立科学的环境创设理念与正确的思政教育观念。

教师应依据本课程的特点,对教学内容进行梳理,从中找出专业教育与课程思政的切入点,充分挖掘课程所蕴含的思政资源,构建幼儿生态环境教育理念贯穿课程始终的教学体系,做到专业知识和课程思政的融合。

“幼儿园环境创设”课程的理念就是潜移默化地引导幼儿全面发展。作为专业学生,首先要把握课程的核心内容,本课程的实践部分较多,可以将道德教育、情感教育、价值观教育融入课程内,使教学与实践相关联。例如,在主题活动教学中,主题活动可分为季节型、节日型、发展型、生成型和时事型。在节日型主题活动中,可以糅合中国传统节日,通过多种活动形式,帮助学生了解中华民族传统节日和相关典故,了解节日习俗,感受中华民族悠久的历史文化。在了解每个传统节日文化的基础上,以小组为形式构建主题活动网络,在潜移默化的教学过程中树立正确的价值观,为将来做一名合格的学前教师打下基础。同时,通过“隐形教育”让学生了解爱国主义,利用环境创设这种“隐形课堂”促进学生对节日文化的认同。此外,环境创设课为教学实践课,教师可以充分发挥多种教学形式的优势,借助案例分析与典故教学等形式,引导学生热爱和拥护中国共产党,为国家做贡献,实现传承传统文化与提升高校思政教育实效性的共赢。

本课程要以社会主义核心价值观为准绳,以立德树人为教学根本,勤于思考、不断探索。挖掘课程中的思政元素,一方面要立足于课堂中专业知识的传授,另一方面要关注实践操作,把知识传授与实际问题结合起来,让学生成为“理论知识水平高、动手能力强、综合素养好”的优秀人才。

6.6 “钢琴基础”课程思政建设

“钢琴基础”课程从教学目标来看,可以实现专业知识传授、技能培养、价值塑造、情感认同相结合的“四位一体”的教学目标。

从价值教育来看,思政教育融入钢琴课程,可以实现价值学习、价值引领和价值渗透功能;有助于提升学生的专业知识技能,增强他们的职业素养,将他们培育成具有“双创”精神的、立体的高校学生。其一,在日常钢琴课程的作品选择上,可以选择一些具有中国特色的、弘扬中华优秀传统文化的经典作品以及一些具有民族性的钢琴作品和现代作曲家的新作品。深入挖掘钢琴作品中的德育元素,引导学生立足时代、扎根人民、深入生活,树立正确的艺术观和创作观。其二,在课程目标上,通过对学习内容、学习方法、学习过程等方面的设置,融入德育思想,坚持以美育人、以美化人,积极弘扬中华美育精神,让学生在乐曲情感的深度体验中获得思想上的熏陶。其三,在各类校园文化活动和比赛中融入与思政教育相关的艺术元素,将钢琴艺术实践与思政教育相融合。

在学习西方钢琴音乐时,可以引导学生围绕作品的创作背景、创作理念、创作技法与音乐情感几个方面进行探讨研究。在研究中国经典钢琴作品、民族器乐改编曲、民族风格钢琴作品时,可以让学生学习中华优秀传统文化与红色革命精神,感受祖国的大好河山,形成更加积极的民族审美意识,增强民族文化自信,更好地弘扬中华优秀传统文化,让思政教育更好地与文化传导结合在一起,实现文化输出。在不断的舞台实践过程中,学生的心理素质会得到提升,能够坦然面对舞台表演中的困难与压力,这也与思政教育中促进学生全面发展的教育目标不谋而合。在钢琴日常教学活动中,教师可以在教学内容中添加具有中国特色的、弘扬中华优秀传统文化的优秀经典作品以及一些具有民族性的钢琴作品、现代作曲家的新作品等。例如,具有爱国主义精神的《红星歌》《我的祖国》;由传统器乐改编的钢琴作品《二泉映月》《夕阳箫鼓》《百鸟朝凤》;张朝老师的《我的祖国》《中国之梦》《音诗》《皮黄》《努玛阿美》等;桑彤老师的《随想曲》《内蒙古民歌主题小曲七首》等。这些具有中国特色的钢琴作品从本质上看与中国传统文化分不开,这些作品不仅展现了中国的大好河山之美,还蕴含了浓厚的民族气息,这也是中国钢琴作品不同于西方钢琴作品的魅力所在。

钢琴作为一门高雅的艺术,它不仅为我们带来了优美的旋律,还潜移默化地净化了学生的心灵,通过演奏、聆听与欣赏钢琴音乐作品所蕴含的高雅美,结合作品中的中国元素,深入挖掘中国钢琴作品中的人文精神,能够提升学生的审美水平,陶冶他们的情操并完善他们的人格,将钢琴音乐艺术对人的精神启迪作用发挥到极致,增强课程思政科学理念在日常钢琴专业课程教学活动中的创新性、灵活性和高效性,提高思政教育对学生的吸引力和感染力。学习中国本土作曲家所创作的钢琴作品,凭借着对中华民族文化的情感表达,学生能够更深入地体会作曲家所表达的内心世界。不同于以往单一的灌输式思政教育模式,以中国钢琴作品的学习为契机和载体,以音乐情感为纽带,潜移默化地将思政教育融入日常钢琴专业课程教学中,从而使钢琴教学不再是一个单一的技术性教学活动,赋予了钢琴教学更深的教育意义与哲理性。让学生在学习音乐专业知识的同时提高思想政治觉悟,促进学生个人道德素养的形成,塑造健全的人格,增强政治认同感和国家意识,实现思政课程理念教育显性与隐性的有机结合。

6.7 "舞蹈基础"课程思政建设

"舞蹈基础"课程不仅是舞蹈课程学习的地方,更是人文素养熏陶的地方。将思政教育元素融入高职院校舞蹈课程,不仅能培养学生良好的人文素养,更能增强学生的精神品质。舞蹈教育不仅可以提高学生的舞蹈水平,还可以促进学生基础知识的积累,帮助学生更好地理解舞蹈作品所表达的意义,提高舞蹈训练和审美水平。

在舞蹈课程教学中,舞蹈教育工作者要善于从"四史"中挖掘可以和舞蹈教学结合起来的内容,做到明理、增信、崇德、力行;将"四史"中蕴含的宝贵精神融入舞蹈教学中,如将不怕苦不怕累、严于律己、奋勇拼搏、团结进取的精神融入教学内容,这些也是学生在学习舞蹈的过程中需要具备的精神。俗话说,"台上一分钟,台下十年功。"舞蹈基本功对于学习舞蹈的学生来说是必学内容,且枯燥乏味,如压腿、下腰、劈叉等,学习舞蹈的学生必须忍受单调重复的肢体训练,才能达到训练要求,没有扎实的基本功就无法完成优美的舞蹈技巧组合,展示舞蹈的魅力。舞蹈教育工作者可以利用"四史"教育里的宝贵精神来激发学生的学习热情,培养学生刻苦学习、坚忍不拔的优良品格。教师可以请学生观看革命舞蹈,并告诫学生在观看的过程中不要忽略人物的性格、年龄,以及任何一个场景。

情感是舞者的灵魂,我们必须理解舞蹈作品中的人物,让学生感受到人民群众的热情与革命队伍之间的感情联系,从而使学生更加爱国、爱党。

6.8 "幼儿手工基础"课程思政建设

2012年教育部印发的《3～6岁儿童学习与发展指南》明确指出,提供丰富的便于幼儿取放的材料、工具或物品,支持幼儿进行自主绘画、手工、歌唱、表演等艺术活动。手工制作活动是教师引导幼儿发挥想象力与创造力,直接用手或者操作简单的工具对各种手工材料进行加工和改造,制作出占有一定空间、可视且可触摸的手工作品的一种教育教学活动。其典型的特点是手脑并用,是培养幼儿动手和动脑能力并启发幼儿创造性思维的重要手段。幼儿手工制作是体现幼儿教师专业理念和专业能力的课程。在课程开展的过程中，让学生学习和体验各种手工技能技法，感受中国文化的魅力。“幼儿手工基础”课程思政教学改革，充分体现了以思政教育为方向、以学生为主体和以专业学习为重点的理念，按照知识传授、能力达成和价值引领的总体要求深化课程教学改革，综合考虑国家专业人才的培养方向、学生专业成长的需求以及课程本身的内容体系，明确课程思政建设的重点。其目的是深入挖掘课程思政育人元素，积极探索课程思政教学模式，拓展课程思政教学方法，创新课程思政教学载体，构建全程、全方位的育人模式。课程从教学目标、教学内容和教学评价等方面进行了有益的实践，逐渐形成了“四位一体”的教学模式。

第一，欣赏技艺，走进手工历史文化。欣赏是让学生欣赏在中国悠久历史中具有代表性的各类手工技艺及大师作品，这是学生掌握“幼儿手工基础”课程内容的前提。在欣赏环节，教师借助现代教学技术，依靠线上教学平台，将每种手工制作技艺背后蕴含的历史文化等融入其中，让学生欣赏中国深厚的历史文化底蕴和精湛的手工技艺，发挥课堂教学与云端教学的合力，弥补教学内容多而课时有限的不足。以泥塑技艺为例，教师让学生通过线上教学平台欣赏泥塑的历史发展、全国各地的特色泥塑以及泥塑的技法等内容，使学生获得对泥塑的基本认知。

第二，体验技法，夯实手工学习基础。体验是让学生亲自动手练习不同手工技艺的基本技法，这是学生掌握“幼儿手工基础”课程内容的关键。在体验环节，教师准备充足的手工材料和工具，让学生充分感受各类材料的特点，体验各种工具的使用方法。以泥塑技艺为例，教师提供陶泥和橡皮泥两种材料，运用泥工刀和陶艺拉坯机两种工具，让学生在课堂上运用泥工刀体验泥条盘筑法，在实践活动中运用陶艺拉坯机体验拉坯塑形法，并在课后练习中体验压平塑模法和手捏掏空法等。在不同形式的体验活动中，让学生掌握泥塑的基本技法。

第三，感悟价值，领会中国文化传承。感悟是让学生在欣赏体验的基础上感受中国文化的价值意蕴，这是“幼儿手工基础”课程思政育人的体现。在感悟环节，教师引导学生在欣赏和体验的基础上表达自己对传统手工艺及作品的认识与理解，深入挖掘作品所承载的情感和人文情怀。以染纸、剪纸技艺为例，蔚县剪纸是全国唯一一种以阴刻为主的点彩剪纸，以刀工精细和色彩浓艳闻名。学生在欣赏蔚县剪纸作品及体验点染、晕染等技艺的过程中，可以感受到蔚县剪纸浓郁的乡土风格、独特精湛的制作工艺和淳朴华美的艺术魅力。

第四，创造作品，反映时代诉求。创造是指学生运用所学技能创造出反映时代特征的手工作品，这是“幼儿手工基础”课程思政育人的成果。在创造环节，学生以个人或小组合作的形式完成主题作品的设计、制作及讲述活动，学习以作品为载体继承、发展和创造新的文艺作品，提升自己的文化自信。以折纸技艺为例，学生的小组作品“九品芝麻官”系列立体折纸作品以廉政文化为主题，以中国历史上的官宦形象为载体，作品形象逼真、造型生动，反映了新时代社会主义先进文化的发展方向。在多种主题的感悟创造中，学生坚定了自身的理想信念，弘扬了社会主义核心价值观。

6.9　"幼儿绘本故事"课程思政建设

"幼儿绘本故事"是一门专业必修课，是兼具理论知识和实践应用的教育类课程。该课程涵盖了大量优秀的绘本故事，借用故事欣赏的方式，不仅可引导学生提升幼儿绘本欣赏的水平，也可以提升其思想文化素质，丰富社会情感，加深对社会主义核心价值观的认识。因此，绘本课程可以作为一种强有力的教育途径，对高职院校的学生进行潜移默化的思想教育和素质提升。绘本的思政元素可以是因日常生活和集体活动而逐渐形成的被大众推崇并遵守的社会规范以及伦理道德意识等，如通过习惯品格类绘本《我爸爸》可以培养学生心怀孝道、关爱家人的中华传统家庭美德。

在观念层面上，绘本的思政元素可以是经过深入学习和思考而获得的价值观念和理性认识，如通过绘本《森林大交响乐》可以将绿色环保和动物关爱意识的社会主义核心价值观或法治观传递给学生。

在意义层面上，绘本的思政元素可以是家国情怀和理想信念等，如绘本《你好，幼儿园》通过幼儿与各种小动物一起幻想去幼儿园的情境，激发学生培养幼儿美好未来的理想和信念。

绘本思政元素分层式的挖掘，促进了幼儿绘本课程框架的分层次构建。不管是故事的思想性、艺术性，还是故事的哲学性和教育性，都可引导学生对故事或图画背后的意义进行深层次的思考，继而实现学生在思政领域多个层次上的概念构架。"幼儿绘本故事"课程的思政要紧扣绘本故事和图画，不能脱离专业课程而思政。同时，在课程教学设计时也要结合幼儿的特点和学生的学习方式，潜移默化地实施蕴含思政元素的绘本教学，从而达到从"知识育人"到"价值育人"的转变。

幼儿绘本从审美上看，色彩表达热烈奔放，富有视觉冲击力；画面组织天马行空，层次变换多样；线条呈现童趣笨拙或创意无限。它有着儿童的独特审美情趣。幼儿绘本从文学和教育的角度看，故事小巧隽永、回味无穷。它有对生命的思考，对历史的追溯，也有对万物的探求与渴望。它的耐人寻味让儿童与成人深深地沉醉其中。因此，绘本所带来的艺术享受和价值观念的认知是一笔巨大的财富，是思政教育领域的重要实践内容。

6.10　"母婴护理"课程思政建设

将思政元素与课程内容自然有效地融合,可帮助学生树立社会责任感,培养爱护母婴的情感,激发学生的职业认同感和责任感。具体体现如下:

通过公益视频使学生的内心产生共鸣,唤起职业情怀和社会责任感。

让学生了解三鹿奶粉受害儿童的现状,激发学生的同情心,培养他们的爱婴情感,通过三鹿奶粉事件树立法治观念。

在"母婴护理"课程中要倡导求真、善于思考的科学精神,让学生感受母乳的珍贵性,引导学生树立无私奉献的高尚情怀。学生可小组协作共同绘制母乳成分思维导图,培养团队合作意识。

让学生自行了解母乳营养成分的变化,培养学生的自主探究精神和解决问题的能力,唤起学生的护理职业认同感和使命感。

让学生了解母乳喂养面临的困境,使学生置身于情境之中,引起他们深思,培养他们的社会责任感及爱吾幼以及人之幼的爱婴情感。

让学生了解母乳喂养的相关知识,激发他们的爱心,帮助他们树立职业道德感和爱婴观念;了解"背奶"妈妈自身的经历,体会母乳喂养面临的困境,体会妈妈的艰辛和伟大的母爱,唤起学生的职业使命感。

6.11　"幼儿营养与保健"课程思政建设

营养与保健主要研究饮食与健康的相互作用及其规律、作用机制以及据此提出预防疾病、保护和促进健康的措施、政策和法规等,包括两个既密切联系又相互区别的学科,即营养学与食品卫生学。通过理论教学和实践操作,使学生深入理解营养、食品与人体健康、疾病的关系,充分认识本学科在公共卫生与预防医学领域中的重要地位,系统地掌握营养学和食品卫生学的基本知识、基本理论和基本技能,熟悉最新的研究方法和检测手段,了解该学科的发展方向和动态,为今后从事营养与保健、疾病的预防与控制等打下坚实的基础,以便为改善人们的营养状况、保障食品卫生与安全、预防食源性疾病、增强人民体质作出贡献。

本课程的德育目标将思想价值引领贯穿教学大纲、教学设计、课堂授课、教学评价与反馈等教学全过程。在课堂教学中将正确的世界观、人生观、价值观与知识传授相融合,将诚信教育、责任心教育和道德与法治教育等思政元素融入课堂教学,激发学生的爱国情怀、人文情怀,树立文化自信,以培养学生勤奋学习的态度、严谨求实创新的工作作风、科学的思维精神、判断分析问题的能力和职业道德素养。实现专业课程的“知识传授”功能与“价值引领”作用的结合与统一,使学生成长为心系社会并有时代担当的社会主义建设者和接班人,为学生今后从事本专业所需掌握的职业能力奠定基础。引导学生增强营养与保健和谐共生的意识,重视价值引导和中华优秀传统文化的传承,帮助学生树立文化自觉和文化自信。

6.12 “幼儿园语言与沟通技巧”课程思政建设

中国传统文化培育了一代代中国人民,它为中华文明乃至世界文明的发展作出了独特的贡献。它不仅积累了中华民族最深刻的精神愿望,还包含了中华民族最独特的思想和智慧。“幼儿园语言与沟通技巧”的教学内容渗透着我国传统文化、人文精神,为学生提供了很好的思政教育平台。如何落实课程思政?首先要找准切入点,才能合理高效地根据“课程思政”的需求恰当地融入传统文化元素,进行教学设计,组织教学实施。以切入点为引领,才能使“课程思政”系统化、深入化。在选择切入点时,要与思政课相呼应,要与学生的理解与接受能力相适应,要与学生的德育需求相吻合。值得注意的是,要以“课程思政”为途径,站在立德树人的高度进行思考和设计。不能死守教材、死守章节,更不能抱着“教材中没有的一概不讲,教材中没有的就是超纲”的陈旧思维,要将课程作为载体,将章节作为载体,将隐性的思政元素显性化。在教学环节,教师应充分挖掘文学经典作品中的思政元素,将其中的“忠、信、礼、义”等贯彻在具体的教学章节中,实现了对文学经典作品的创造性、创新性解读,并作用于当前实践。激发学生的学习兴趣,从学情出发,把握当前大学生敢想敢做、勇于创新、争强好胜的心理,以项目为驱动,创设连贯式的课堂虚拟创业情境,引导学生实现职业素养的显著提升。

6.13 “视唱练耳”课程思政建设

教育部2020年5月印发的《高等学校课程思政建设指导纲要》(下文简称《纲要》)指出:“要在课程教学中教育引导学生立足时代、扎根人民、深入生活,树立正确的艺术观和创作观。要坚持以美育人、以美化人,积极弘扬中华美育精神,引导学生自觉传承和弘扬中华优秀传统文化,全面提高学生的审美和人文素养,增强文化自信。”《纲要》明确指出,要充分发掘各类课程和教学方式中蕴含的思政教育元素,推动专业教育与思政课教育同向同行的方针政策。在“视唱练耳”课堂实践教学过程中,通过对各类型音乐作品的大量浏览分析和研习,引导学生树立正确的审美价值观,培养学生自觉传承和弘扬中华传统音乐文化的思想意识,增强学生的文化自信,提高其综合素质,让他们的道德情操和思想品质得到升华。教师应通过潜移默化的引导,对学生展开爱国主义教育,体现价值引领,培养学生对中华传统文化的自信。

第7章　专业核心课程——“婴幼儿卫生与保健”课程标准

课程基本信息如下：

课程代码：1202047。

课程名称：婴幼儿卫生与保健。

课程性质：必修。

课程类别：职业岗位核心课程。

适用专业：婴幼儿托育服务与管理。

开设学期：第二学期、第三学期。

授课学时：总学时48，其中理论学时24、实践学时24。

先修课程：无。

7.1　课程定位

“婴幼儿卫生与保健”是研究0～3岁儿童生理特点和生长发育规律，保障婴幼儿身体健康，促进婴幼儿正常发育的一门学科，是婴幼儿托育服务与管理专业的职业岗位核心课程。它与“学前教育学”“学前心理学”并称“三学”，该课程涉及面广，综合了生物学、心理学、教育学、社会学等学科的有关知识，因此具有多面性和综合性的特点。

同时，该课程也是一门交叉学科，以卫生学、心理学、学前教育学等原理为指导，研究托幼机构的保健问题，旨在促进婴幼儿健康发展。它不仅注重婴幼儿的现实保健问题，更注重婴幼儿健康行为的养成；不仅注重托幼机构环境对婴幼儿健康的影响，也强调婴幼儿教育工作者在保教过程中对儿童健康的关注。为满足用人单位将岗位技能融入课程体系的人才培养要求，学生通过本课程的学习，可以成为用人单位所需的实用型高技能人才，满足用人单位的需求。

7.2 课程设计

“婴幼儿卫生与保健”是一门内容丰富、应用性较强的课程，与“儿童保健学”“学前教育学”“儿童发展心理学”“幼儿园教育活动的组织与实施”“健康教育学”等学科密切相关。

在课程设计上，为优化授课模式，提升学生的学习效果，响应国家对于职业教育以就业为导向，培养高质量技术技能型人才的基本要求，本课程采用了“理实一体化”、线上线下混合式教学、课程融通等模式，并将思政内容融入课程设计的各个环节，在夯实学生理论知识和实践技能的同时，以润物细无声的方式涵养学生的道德素养。

7.2.1 “理实一体化”——教、学、做相结合

“理实一体化”教学模式在教学上要求以基础理论为依托，结合线上自学、教师讲授、课内讨论、实操训练、校外实践等学习形式，将儿童发育过程中的身体变化特点、心理变化特点、典型的行为特征与实践运用等环节紧密结合起来。具体如图7.1所示。

学习通：丰富的微课、课件、案例等资源
校内实训室：小组合作实践演练，提高实践技能
夯实理论知识
“理实一体化”教学模式
扎实实践技能
智慧课堂：教师生动的语言讲解、实操演示
校外实践基地：提供真实操作情境

图7.1　“理实一体化”教学模式

7.2.2　线上线下混合式教学——突破时空限制

与传统教学模式不同，混合式教学模式把传统教学方式的优势和网络化教学的优势结合起来，既发挥教师引导、启发、监控教学过程的主导作用，又充分体现学生作为学习主体的主动性、积极性与创造性。目前，国际教育技术界的共识是，只有将面对面教学与网络教学结合起来，使二者优势互补才能获得最佳的学习效果。据此，“婴幼儿卫生与保健”课程混合式教学的实施流程如图 7.2 所示。

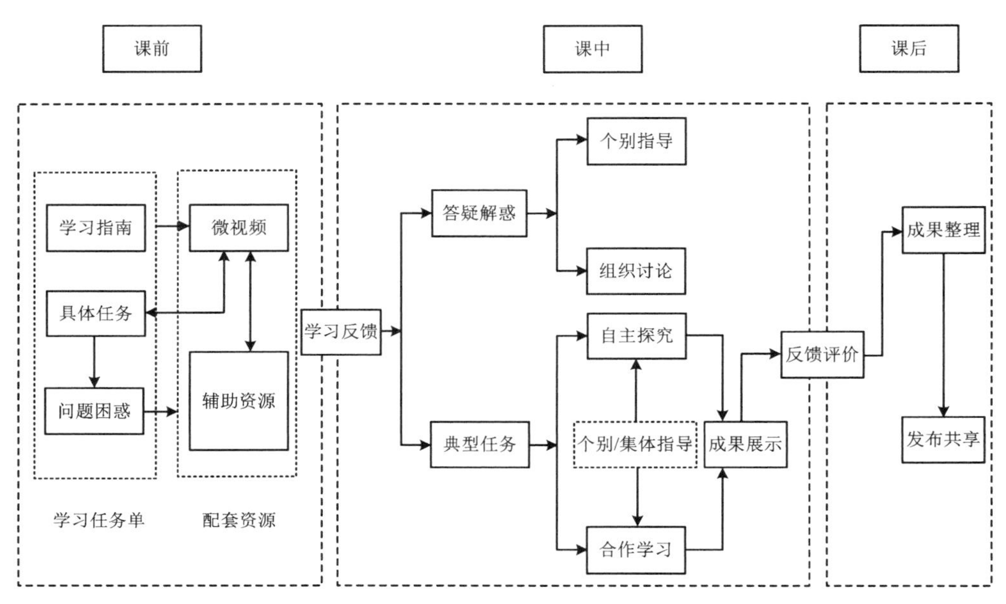

图 7.2　混合式教学实施流程图

7.2.3　课证融通——“以课促证，以证验学”

对于职业院校的学生而言，与本专业高度契合的各类职业资格证书和职业技能等级证书不仅是他们专业度的试金石，更是他们顺利进入相关岗位的敲门砖。在“婴幼儿卫生与保健”课程实施过程中，不仅要注重学生专业知识和专业技能的培养，更要将相关证书的获取纳入课程目标之中，努力做到“以课促证，以证验学”。通过对国家人力资源和社会保障部发布的职业资格和职业技能等级目录清单进行汇总和梳理，发现与本课程具有高度相关性的证书包括四种，分别为幼儿园教师资格证、育婴师证、保育师证、“1＋X”幼儿照护师证。在课程实施中，将四种证书的考核标准与课程内容对标，具体如图 7.3 所示。

7.2.4　课程思政——育才和育人并举

“婴幼儿卫生与保健”是学前教育专业必修课程，蕴含着丰富的思政契机。教师应根据人才培养要求，结合课程和学生特点，挖掘思政元素确立课程思政目标，遵循思政原则组建“理实一体化”的课程内容，坚持以学生为中心，采用价值塑造、知识传授和能力培养“三位一体”的教学方法，聚合课程资源构建“三全育人”的格局，保证课程思政的有效实施。在帮助学生掌握本课程基本理论知识和实践技能的同时，播撒思想道德种子，提升学生的思想道德涵养，做到育才和育人并举。

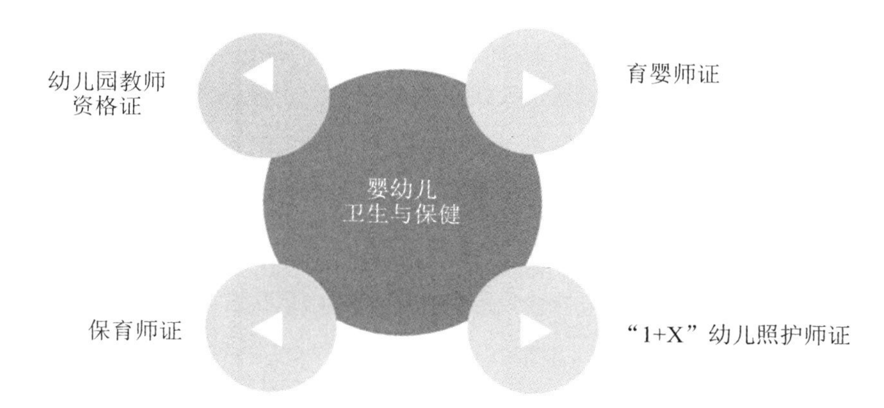

图7.3　“婴幼儿卫生与保健”课证融通

7.3　课程目标

7.3.1　课程总目标

本课程在指导学生了解儿童发展变化规律的基础上，要求学生能正确地掌握并判断儿童各阶段的成长变化（身体变化、心理变化等）及保健要点（膳食营养、养护需知、疾病防治、安全急救）。对于儿童在发展过程中出现的问题，能及时发现并给予正确的指导。提高学生在今后实际工作中思考问题、解决问题的能力。

7.3.2　课程具体目标

1. 知识目标

① 掌握人体基本形态和结构的知识。

② 掌握人体系统及感觉器官的特点，掌握婴幼儿保育要点。

③ 掌握影响婴幼儿生长发育的因素及规律。

④ 掌握婴幼儿一日生活安排与卫生要求及托幼机构的卫生保健制度。

⑤ 掌握托幼机构安全教育的内容。

⑥ 掌握婴幼儿常见病的病因、表现及预防。

⑦ 掌握婴幼儿常见心理问题的症状、诱因及矫正方法。

2. 能力目标

① 具备在婴幼儿教育中利用大脑皮质活动三大规律的能力。

② 具备用正确的方法测量婴幼儿的身高、头围的能力和分析身高发育标准曲线图的能力。

③ 具备运用营养学基础知识及配膳原则对婴幼儿食谱进行分析评价的能力。

④ 具备对婴幼儿常见意外进行初步处理的能力。

⑤ 具备熟练地进行体温测量、物理降温及使用滴眼药、鼻腔滴药、外耳道滴药等基本能力。

3. 素质目标

① 具备婴幼儿教师的职业道德和素质。

② 具备自我学习和自我提高的素质。

③ 具备对实际问题进行处理应对的素质。

④ 具备较高的卫生保健和心理调适能力素质。

7.4　课程内容及学习情境

课程内容及学习情境汇总见表7.1。

表7.1　课程内容和学习情境汇总表

序号	学习情境	学习载体	主要学习内容	学习目标	建议学时
1	情景一：职前培训篇	任务一：婴幼儿生理特点和卫生保健	任务1.1　奇妙的人体 任务1.2　动作执行者——运动系统 任务1.3　气体交换者——呼吸系统 任务1.4　营养汲取者——消化系统 任务1.5　内环境调节者——泌尿系统 任务1.6　性特征维持者——生殖系统 任务1.7　物质传送者——循环系统 任务1.8　动作协调者——神经系统 任务1.9　化学信使——内分泌系统 任务1.10　身体的“城墙”——皮肤 任务1.11　感觉器官	了解奇妙的人体，包括运动系统、呼吸系统、消化系统、泌尿系统、生殖系统、循环系统、神经系统、内分泌系统、皮肤、感觉器官，完成实训综合任务	12
		任务二：婴幼儿生长发育	任务2.1　婴幼儿生长发育概述 任务2.2　婴幼儿生长发育的规律 任务2.3　影响婴幼儿生长发育的因素 任务2.4　婴幼儿生长发育的测量	了解生长、发育的概念以及婴幼儿年龄段的划分；掌握婴幼儿生长发育的规律，理解影响婴幼儿生长发育的因素；能正确测量婴幼儿的身高、体重、胸围、头围等；能根据健康检查作出简单的评价	4

续表

序号	学习情境	学习载体	主要学习内容	学习目标	建议学时
1	情景一:职前培训篇	任务三:婴幼儿膳食与营养	任务3.1 婴幼儿的营养需求 任务3.2 婴幼儿的膳食	系统掌握维持婴幼儿生命活动的能量和六大营养素,了解各类营养素的生理功能及食物来源;了解在配置婴幼儿膳食时应注意的食品营养价值和卫生问题;知道婴幼儿对能量及各类营养素的需要量;掌握培养婴幼儿良好饮食习惯的技能	4
		任务四:微生物基础知识与消毒隔离	任务4.1 微生物基础知识 任务4.2 清洁与消毒 任务4.3 托幼机构隔离与发生传染病后的消毒	了解微生物基础知识;理解清洁和消毒的重要意义;掌握托育机构保教人员对周边环境及物品进行清洁、消毒的技能	4
2	情景二:轮岗实习篇	任务一:入园、离园环节卫生与保健	任务1.1 入园第一步——爱上幼儿园 任务1.2 创设舒适的环境 任务1.3 晨间接待 任务1.4 晨间检查 任务1.5 离园环节的卫生保健	了解入园、离园环节基本卫生保健工作的内容;理解入园、离园环节卫生保健的重要性;掌握如何为幼儿创设良好环境以及心理氛围的技能	4
		任务二:生活活动环节卫生与保健	任务2.1 一日活动安排 任务2.2 进餐环节卫生保健 任务2.3 睡眠环节卫生保健 任务2.4 盥洗环节卫生保健 任务2.5 如厕环节卫生保健 任务2.6 饮水环节卫生保健	了解并熟悉幼儿生活活动的各个环节;理解做好生活活动卫生保健的重要性;掌握幼儿进餐、睡眠、盥洗、如厕、饮水生活活动的卫生保健技能	4

续表

序号	学习情境	学习载体	主要学习内容	学习目标	建议学时
2	情景二：轮岗实习篇	任务三：教学、游戏、运动的卫生与保健	任务3.1　教学活动的卫生保健 任务3.2　幼儿运动的卫生保健 任务3.3　幼儿游戏的卫生保健	掌握教学、游戏、运动的卫生保健要求；掌握通过教学、游戏、运动培养幼儿的卫生保健意识以及卫生保健能力的技能	4
		任务四：托育机构安全教育及常见意外伤害的预防和处理	任务4.1　托育机构安全教育 任务4.2　托育机构安全措施 任务4.3　托育机构常见意外伤害的预防及初步处理 任务4.4　托育机构常用护理技术 任务4.5　托育机构体弱儿的护理	了解婴幼儿安全教育的基本内容；掌握托育机构日常安全工作的内容和方法；掌握常用护理技术，并能简单地处理托育机构常见的意外伤害	6
		任务五：托育机构传染病及常见病的预防与护理	任务5.1　传染病基本知识 任务5.2　婴幼儿常见传染病的辨别与应对 任务5.3　婴幼儿常见病及护理	了解各种常见病和传染病的发病原因和特征；能对婴幼儿常见病和传染病进行简单的预防和护理	4
		任务六：婴幼儿特殊行为问题	任务6.1　婴幼儿出现行为问题的原因及应对方法	了解婴幼儿出现行为问题的原因及简单的应对方法；掌握托育机构常见婴幼儿行为问题相关知识及相关护理方法	2

7.5　实施建议

1. 教材选用与编写

《幼儿卫生与保健》由张徽主编，于华东师范大学出版社出版。

2. 课程资源的开发与利用

① 校内教学资源：利用多媒体教室和校内幼儿卫生保健实训室等实践场所进

行教学和实践。

② 校外实习基地:建立校外实习基地。

7.6 教学基本条件

① 教师要求:熟悉教材,拓展知识,灵活运用案例教学,理论与实践相结合。

② 学习场地、设施要求:多媒体教室、教学实训模拟场地。

7.7 教学建议

主要采取课堂讲授、讨论、案例(录像)分析、模拟教学、课外实践、小调查等多种教学形式和方法,注重培养学生发现问题、分析问题和创造性解决问题的能力;培养学生的创新意识和实践能力。

教学时应注意如下几点:

① 面向全体学生,为学生的全面发展和终身发展奠定基础,教学设计要符合学生的认知和能力结构特点。

② 关注学生的情感,营造宽松、民主、和谐的教学氛围。

③ 倡导目标驱动型教学途径。

④ 加强对学生学习策略的指导。

7.8 教学评价

1. 成绩构成

本课程采用过程性考核方式,"婴幼儿卫生与保健"项目测试成绩满分为100分,占比60%;作业、出勤、课堂表现为平时成绩,满分为100分,占比40%。

2. 成绩考核评分与质量标准

期末知识技能考核标准见表7.2。

表7.2 期末知识技能考核标准

序号	考核的知识点及要求	成绩比例
1	"婴幼儿卫生与保健"项目测试	60%
2	作业、出勤、课堂表现	40%
合计		100%

7.9　学习情境设计

本课程所有学习内容都编制了学习情境教学设计表(表7.3～表7.26),此表的内容包括:学习情境、学习载体、项目目标、项目任务、教师知识准备、学生知识准备、教学材料、设备与场地、教学步骤、教学过程、建议教学方法、学时等方面的内容。

表7.3　学习情境教学设计表1

学习情境1:婴幼儿卫生与保健岗前培训篇			学时:24
学习载体:婴幼儿生理特点和卫生保健任务1.1、1.2			学时:2
项目目标	① 了解人体的构造及婴幼儿运动系统的组成、功能和特点。 ② 掌握人体结构及婴幼儿运动系统的卫生保健方法		
项目任务	任务1　奇妙的人体 任务2　动作执行者——运动系统		
教师知识准备	① 了解婴幼儿运动系统的组成、功能和特点。 ② 掌握婴幼儿运动系统的卫生保健方法		
学生知识准备	提前预习书本知识,对章节内容有初步了解		
教学材料	课件、案例等		
设备与场地	保育实训室		
教学步骤	教学过程	建议教学方法	学时
1. 学习准备	让学生根据“学习通”上的资源,了解婴幼儿运动系统的基本结构	自主学习	0.5
2. 过程设计	先案例导入,再讲授婴幼儿运动系统的组成、功能和特点	讲述	0.5
3. 组织实施	视频播放、案例讲解	视频、讲述	0.5
4. 检查评估	① 成果形式:学生做教师布置的作业。 ② 评价方式:按作业完成情况(完全正确、基本正确、存在错误、不会做)设定A、B、C、D 4个考核等级。 ③ 考核标准:人体的结构,婴幼儿运动系统的特点、组成和功能	师生互动问答、作业批改	0.5

表 7.4 学习情境教学设计表 2

<table>
<tr><td colspan="3">学习情境 1:婴幼儿卫生与保健岗前培训篇</td><td>学时:24</td></tr>
<tr><td colspan="3">学习载体:婴幼儿生理特点和卫生保健任务 1.3</td><td>学时:2</td></tr>
<tr><td>项目目标</td><td colspan="3">① 了解婴幼儿呼吸系统的组成、功能和特点。
② 掌握婴幼儿呼吸系统的卫生保健方法</td></tr>
<tr><td>项目任务</td><td colspan="3">任务 1 气体交换者——呼吸系统</td></tr>
<tr><td>教师知识准备</td><td colspan="3">① 了解婴幼儿呼吸系统的组成、功能和特点。
② 掌握婴幼儿呼吸系统的卫生保健方法</td></tr>
<tr><td>学生知识准备</td><td colspan="3">提前预习书本知识,对章节内容有初步了解</td></tr>
<tr><td>教学材料</td><td colspan="3">课件、案例等</td></tr>
<tr><td>设备与场地</td><td colspan="3">保育实训室</td></tr>
<tr><td>教学步骤</td><td>教学过程</td><td>建议教学方法</td><td>学时</td></tr>
<tr><td>1. 学习准备</td><td>让学生根据“学习通”上的呼吸系统动画短片,了解婴幼儿呼吸系统的基本结构</td><td>自主学习</td><td>0.5</td></tr>
<tr><td>2. 过程设计</td><td>请学生先分享预习的内容,再讲解婴幼儿呼吸系统的组成、功能和特点</td><td>讲述</td><td>0.5</td></tr>
<tr><td>3. 组织实施</td><td>视频播放、案例讲解</td><td>视频、讲述</td><td>0.5</td></tr>
<tr><td>4. 检查评估</td><td>① 成果形式:学生做教师布置的作业。
② 评价方式:按作业完成情况(完全正确、基本正确、存在错误、不会做)设定 A、B、C、D 4 个考核等级。
③ 考核标准:婴幼儿呼吸系统的特点、组成和功能。能掌握婴幼儿正确擤鼻涕的方法、婴幼儿流鼻血的处理</td><td>师生互动问答、作业批改</td><td>0.5</td></tr>
</table>

表 7.5 学习情境教学设计表 3

<table>
<tr><td colspan="2">学习情境 1:婴幼儿卫生与保健岗前培训篇</td><td>学时:24</td></tr>
<tr><td colspan="2">学习载体:婴幼儿生理特点和卫生保健任务 1.4、1.5</td><td>学时:2</td></tr>
<tr><td>项目目标</td><td colspan="2">① 了解婴幼儿消化系统和泌尿系统的组成、功能和特点。
② 掌握婴幼儿消化系统、泌尿系统的卫生保健方法</td></tr>
<tr><td>项目任务</td><td colspan="2">任务 1 营养汲取者——消化系统
任务 2 内环境调节者——泌尿系统</td></tr>
<tr><td>教师知识准备</td><td colspan="2">① 熟悉婴幼儿消化系统和泌尿系统的组成、功能和特点。
② 掌握婴幼儿消化系统、泌尿系统的卫生保健方法</td></tr>
</table>

续表

学生知识准备	根据“学习通”上的思维导图熟悉书本内容		
教学材料	课件、视频、图片等		
设备与场地	保育实训室		
教学步骤	教学过程	建议教学方法	学时
1. 学习准备	让学生根据“学习通”上的人体消化系统动画短片，了解婴幼儿消化系统、泌尿系统的基础知识	自主学习	0.5
2. 过程设计	先视频导入，再讲授婴幼儿消化系统和泌尿系统的组成、功能和特点及其卫生保健方法	讲述	0.5
3. 组织实施	视频播放、案例讲解	视频、讲述	0.5
4. 检查评估	① 成果形式：学生做教师布置的作业。 ② 评价方式：按作业完成情况（完全正确、基本正确、存在错误、不会做）设定 A、B、C、D 4 个考核等级。 ③ 考核标准：婴幼儿消化系统、泌尿系统的卫生保健方法	师生互动问答、作业批改	0.5

表 7.6　学习情境教学设计表 4

学习情境 1：婴幼儿卫生与保健岗前培训篇			学时：24
学习载体：婴幼儿生理特点和卫生保健任务 1.6、1.7			学时：2
项目目标	① 了解婴幼儿生殖系统和循环系统的结构、功能、特点。 ② 掌握婴幼儿生殖系统、循环系统的卫生保健方法		
项目任务	任务 1　性特征维持者——生殖系统 任务 2　物质传送者——循环系统		
教师知识准备	① 熟悉婴幼儿循环系统和生殖系统的组成、功能和特点。 ② 掌握婴幼儿循环系统、生殖系统的卫生保健方法		
学生知识准备	根据“学习通”上的思维导图熟悉书本内容		
教学材料	课件、视频、图片等		
设备与场地	保育实训室		
教学步骤	教学过程	建议教学方法	学时
1. 学习准备	让学生提前预习书本理论知识，了解婴幼儿循环系统、生殖系统的主要组成部分	自主学习	0.5

续表

2. 过程设计	请学生先分享预习的内容,再讲授婴幼儿循环系统和生殖系统的组成、功能和特点及其卫生保健方法	讲述	0.5
3. 组织实施	视频播放、案例讲解	视频、讲述	0.5
4. 检查评估	① 成果形式:学生做教师布置的作业。 ② 评价方式:按作业完成情况(完全正确、基本正确、存在错误、不会做)设定 A、B、C、D 4 个考核等级。 ③ 考核标准:婴幼儿循环系统和生殖系统的组成、功能和特点	师生互动问答、作业批改	0.5

表 7.7 学习情境教学设计表 5

学习情境 1:婴幼儿卫生与保健岗前培训篇		学时:24	
学习载体:婴幼儿生理特点和卫生保健任务 1.8、1.9		学时:2	
项目目标	① 了解婴幼儿神经系统和内分泌系统的结构、功能和特点。 ② 掌握婴幼儿神经系统、内分泌系统的卫生保健方法		
项目任务	任务 1 动作协调者——神经系统 任务 2 化学信使——内分泌系统		
教师知识准备	① 熟悉婴幼儿神经系统和内分泌系统的组成、功能和特点。 ② 掌握婴幼儿神经系统、内分泌系统的卫生保健方法		
学生知识准备	根据“学习通”上的思维导图熟悉书本内容		
教学材料	课件、视频、图片等		
设备与场地	保育实训室		
教学步骤	教学过程	建议教学方法	学时
1. 学习准备	让学生提前预习书本理论知识,了解婴幼儿神经系统、内分泌系统的主要组成部分	自主学习	0.5
2. 过程设计	请学生先分享预习的内容,再讲授婴幼儿神经系统和内分泌系统的组成、功能和特点及其卫生保健方法	讲述	0.5
3. 组织实施	视频播放、案例讲解	视频、讲述	0.5
4. 检查评估	① 成果形式:学生做教师布置的作业。 ② 评价方式:按作业完成情况(完全正确、基本正确、存在错误、不会做)设定 A、B、C、D 4 个考核等级。 ③ 考核标准:婴幼儿神经系统和内分泌系统的组成、功能和特点	师生互动问答、作业批改	0.5

表7.8　学习情境教学设计表6

<table>
<tr><td colspan="2">学习情境1:婴幼儿卫生与保健岗前培训篇</td><td colspan="2">学时:24</td></tr>
<tr><td colspan="2">学习载体:婴幼儿生理特点和卫生保健任务1.10、1.11</td><td colspan="2">学时:2</td></tr>
<tr><td>项目目标</td><td colspan="3">了解婴幼儿皮肤和感觉器官的组成、功能和特点,掌握其卫生保健方法</td></tr>
<tr><td>项目任务</td><td colspan="3">任务1　身体的“城墙”——皮肤
任务2　感觉器官</td></tr>
<tr><td>教师知识准备</td><td colspan="3">① 熟悉婴幼儿皮肤和感觉器官的组成、功能和特点。
② 掌握婴幼儿皮肤和感觉器官的卫生保健方法</td></tr>
<tr><td>学生知识准备</td><td colspan="3">初步了解婴幼儿皮肤和感觉器官的特点</td></tr>
<tr><td>教学材料</td><td colspan="3">课件、案例等</td></tr>
<tr><td>设备与场地</td><td colspan="3">保育实训室</td></tr>
<tr><td>教学步骤</td><td>教学过程</td><td>建议教学方法</td><td>学时</td></tr>
<tr><td>1. 学习准备</td><td>让学生提前预习书本理论知识,了解婴幼儿皮肤和感觉器官的组成、功能和特点</td><td>自主学习</td><td>0.5</td></tr>
<tr><td>2. 过程设计</td><td>请学生先分享预习的内容,再讲授婴幼儿皮肤和感觉器官的组成、功能和特点及其卫生保健方法</td><td>讲述</td><td>0.5</td></tr>
<tr><td>3. 组织实施</td><td>视频播放、案例讲解</td><td>视频、讲述</td><td>0.5</td></tr>
<tr><td>4. 检查评估</td><td>① 成果形式:学生做教师布置的作业。
② 评价方式:按作业完成情况(完全正确、基本正确、存在错误、不会做)设定A、B、C、D 4个考核等级。
③ 考核标准:婴幼儿皮肤和感觉器官的组成、功能和特点及其卫生保健方法</td><td>师生互动问答、作业批改</td><td>0.5</td></tr>
</table>

表7.9　学习情境教学设计表7

<table>
<tr><td>学习情境1:婴幼儿卫生与保健岗前培训篇</td><td>学时:24</td></tr>
<tr><td>学习载体:婴幼儿生长发育任务2.1、2.2</td><td>学时:2</td></tr>
<tr><td>项目目标</td><td>① 了解生长、发育的概念。
② 了解婴幼儿年龄段的划分及基本保健要点。
③ 理解婴幼儿生长发育的规律。
④ 掌握影响婴幼儿生长发育的因素</td></tr>
</table>

续表

项目任务	任务1 婴幼儿生长发育概述 任务2 婴幼儿生长发育的规律		
教师知识准备	① 理解婴幼儿生长发育的规律。 ② 掌握影响婴幼儿生长发育的因素		
学生知识准备	初步了解婴幼儿生长发育的概念		
教学材料	课件、案例、视频等		
设备与场地	保育实训室		
教学步骤	教学过程	建议教学方法	学时
1. 学习准备	让学生提前预习书本理论知识,了解婴幼儿生长发育的概念、规律	自主学习	0.5
2. 过程设计	请学生先分享预习的内容,再讲授婴幼儿年龄段的划分及基本保健要点	讲述	0.5
3. 组织实施	课件展示、案例讲解	讲述	0.5
4. 检查评估	① 成果形式:学生做教师布置的作业。 ② 评价方式:按作业完成情况(完全正确、基本正确、存在错误、不会做)设定A、B、C、D 4个考核等级。 ③ 考核标准:婴幼儿生长发育的概念、规律	师生互动问答、作业批改	0.5

表7.10 学习情境教学设计表8

学习情境1:婴幼儿卫生与保健岗前培训篇		学时:24
学习载体:婴幼儿生长发育任务2.3、2.4		学时:2
项目目标	① 了解婴幼儿的健康检查。 ② 了解婴幼儿生长发育的形态指标、生理机能指标、生物化学指标。 ③ 了解婴幼儿体重、身高、头围、胸围的测量要求。 ④ 掌握婴幼儿体重、身高、头围、胸围的测量方法	
项目任务	任务1 影响婴幼儿生长发育的因素 任务2 婴幼儿生长发育的测量	
教师知识准备	熟悉影响婴幼儿生长发育的因素及婴幼儿生长发育的规律	
学生知识准备	初步了解影响婴幼儿生长发育的因素	

续表

教学材料	课件、案例等		
设备与场地	保育实训室		
教学步骤	教学过程	建议教学方法	学时
1. 学习准备	让学生提前预习书本理论知识，了解影响婴幼儿生长发育的因素及婴幼儿身高、头围、胸围的测量要求及方法	自主学习	0.5
2. 过程设计	请学生先分享预习的内容，再讲授影响婴幼儿生长发育的因素及婴幼儿身高、头围、胸围的测量要求及方法	讲述	0.5
3. 组织实施	课件展示、案例讲解	讲述	0.5
4. 检查评估	① 成果形式：学生做教师布置的作业。 ② 评价方式：按作业完成情况（完全正确、基本正确、存在错误、不会做）设定 A、B、C、D 4 个考核等级。 ③ 考核标准：影响婴幼儿生长发育的因素及婴幼儿身高、头围、胸围的测量要求及方法	师生互动问答、作业批改	0.5

表 7.11　学习情境教学设计表 9

学习情境 1：婴幼儿卫生与保健岗前培训篇		学时：24
学习载体：婴幼儿膳食与营养任务 3.1		学时：2
项目目标	① 了解能量的消耗。 ② 掌握三大产热营养素的生理功能及食物来源。 ③ 了解维生素的种类。 ④ 了解维生素 A、C、D、B_1 的生理功能、缺乏症以及食物来源。 ⑤ 了解矿物质的生理功能及其吸收利用	
项目任务	婴幼儿的营养需求	
教师知识准备	掌握三大产热营养素的生理功能	
学生知识准备	初步了解维生素的种类	
教学材料	课件、案例等	
设备与场地	保育实训室	

续表

教学步骤	教学过程	建议教学方法	学时
1. 学习准备	让学生提前预习书本理论知识,了解能量的消耗与维生素的种类	自主学习	0.5
2. 过程设计	请学生先分享预习的内容,再讲授三大产热营养素的生理功能以及食物来源,维生素 A、C、D、B_1 的生理功能、缺乏症及食物来源	讲述	0.5
3. 组织实施	课件展示、案例讲解	讲述	0.5
4. 检查评估	① 成果形式:学生做教师布置的作业。 ② 评价方式:按作业完成情况(完全正确、基本正确、存在错误、不会做)设定 A、B、C、D 4 个考核等级。 ③ 考核标准:婴幼儿的营养需求	师生互动问答、作业批改	0.5

表 7.12 学习情境教学设计表 10

学习情境 1:婴幼儿卫生与保健岗前培训篇			学时:24
学习载体:婴幼儿膳食与营养任务 3.2			学时:2
项目目标	① 了解婴幼儿膳食的配置原则。 ② 了解婴幼儿的膳食计划。 ③ 掌握婴幼儿饮食卫生的相关知识		
项目任务	婴幼儿的膳食		
教师知识准备	① 掌握婴幼儿健康饮食行为的培养。 ② 掌握婴幼儿饮食卫生的相关知识		
学生知识准备	初步了解婴幼儿膳食的配置原则及膳食计划		
教学材料	课件、案例等		
设备与场地	保育实训室		
教学步骤	教学过程	建议教学方法	学时
1. 学习准备	让学生提前预习书本理论知识,了解婴幼儿的膳食配置原则与要求	自主学习	0.5
2. 过程设计	请学生先分享预习的内容,再讲授婴幼儿的膳食配置原则与要求	讲述	0.5

续表

3. 组织实施	课件展示、案例讲解	讲述	0.5
4. 检查评估	① 成果形式:学生做教师布置的作业。 ② 评价方式:按作业完成情况(完全正确、基本正确、存在错误、不会做)设定 A、B、C、D 4 个考核等级。 ③ 考核标准:婴幼儿的膳食配置原则与要求	师生互动问答、作业批改	0.5

表 7.13　学习情境教学设计表 11

学习情境 1:婴幼儿卫生与保健岗前培训篇			学时:24
学习载体:微生物基础知识与消毒隔离任务 4.1			学时:2
项目目标	① 掌握微生物基础知识。 ② 了解外界各种因素对微生物的影响。 ③ 掌握隔离和消毒的基本知识		
项目任务	微生物基础知识		
教师知识准备	掌握微生物基础知识,了解外界各种因素对微生物的影响		
学生知识准备	初步了解微生物基础知识		
教学材料	课件、案例等		
设备与场地	保育实训室		
教学步骤	教学过程	建议教学方法	学时
1. 学习准备	让学生提前预习书本理论知识,了解微生物基础知识,了解外界各种因素对微生物的影响	自主学习	0.5
2. 过程设计	请学生先分享预习的内容,再讲授微生物基础知识,了解外界各种因素对微生物的影响	讲述	0.5
3. 组织实施	视频播放、案例讲解	视频、讲述	0.5
4. 检查评估	① 成果形式:学生做教师布置的作业。 ② 评价方式:按作业完成情况(完全正确、基本正确、存在错误、不会做)设定 A、B、C、D 4 个考核等级。 ③ 考核标准:微生物基础知识	师生互动问答、作业批改	0.5

表 7.14 学习情境教学设计表 12

学习情境 1:婴幼儿卫生与保健岗前培训篇		学时:24	
学习载体:微生物基础知识与消毒隔离任务 4.2、4.3		学时:2	
项目目标	① 了解托育机构防止病源扩散的应急措施。 ② 掌握托育机构用品的清洁与消毒。 ③ 掌握预防性消毒。 ④ 掌握发生传染病时的消毒		
项目任务	任务 1 清洁与清毒 任务 1 托育机构隔离与发生传染病后的消毒		
教师知识准备	掌握托育机构用品的清洁与消毒方法、托幼机构隔离与发生传染病后的消毒		
学生知识准备	初步了解托育机构用品的清洁与消毒		
教学材料	课件、案例等		
设备与场地	保育实训室		
教学步骤	教学过程	建议教学方法	学时
1. 学习准备	让学生提前预习书本理论知识,了解托育机构用品的清洁与消毒、托幼机构隔离与发生传染病后的消毒	自主学习	0.5
2. 过程设计	请学生先分享预习的内容,再讲授托育机构用品的清洁与消毒、托幼机构隔离与发生传染病后的消毒方法	讲述	0.5
3. 组织实施	课件展示、案例讲解	讲述	0.5
4. 检查评估	① 成果形式:学生做教师布置的作业。 ② 评价方式:按作业完成情况(完全正确、基本正确、存在错误、不会做)设定 A、B、C、D 4 个考核等级。 ③ 考核标准:托幼机构隔离与发生传染病后的消毒方法	师生互动问答、作业批改	0.5

表 7.15 学习情境教学设计表 13

学习情境 2:婴幼儿卫生与保健轮岗实习篇	学时:24
学习载体:入园、离园环节卫生与保健任务 1.1、1.2	学时:2

续表

项目目标	① 积极准备,让幼儿尽快融入新环境。 ② 指导家长为幼儿做入园准备。 ③ 掌握创设舒适的环境的方法		
项目任务	任务1　入园第一步——爱上幼儿园 任务2　创设舒适的环境		
教师知识准备	① 掌握创设舒适的环境的方法。 ② 了解幼儿入园第一天的注意事项		
学生知识准备	初步了解幼儿入园的注意事项		
教学材料	课件、案例、视频等		
设备与场地	保育实训室		
教学步骤	教学过程	建议教学方法	学时
1. 学习准备	让学生提前预习书本理论知识,了解幼儿入园前心理氛围创设的要点	自主学习	0.5
2. 过程设计	请学生先分享预习的内容,再讲授幼儿入园步骤、注意事项、卫生保健	讲述	0.5
3. 组织实施	课件展示、案例讲解、视频观看	视频、讲述	0.5
4. 检查评估	① 成果形式:学生做教师布置的作业。 ② 评价方式:按作业完成情况(完全正确、基本正确、存在错误、不会做)设定 A、B、C、D 4 个考核等级。 ③ 考核标准:幼儿入园前心理氛围创设要点	师生互动问答、作业批改	0.5

表 7.16　学习情境教学设计表 14

学习情境2:婴幼儿卫生与保健轮岗实习篇		学时:24
学习载体:入园、离园环节卫生与保健任务 1.3、1.4、1.5		学时:2
项目目标	① 了解晨间检查的含义、目的。 ② 了解晨间检查需要的物品。 ③ 掌握晨间检查的具体操作。 ④ 掌握离园环节的卫生保健。 ⑤ 掌握收拾整理教具、玩具的方法	

续表

项目任务	任务1 晨间检查 任务2 离园环节的卫生保健		
教师知识准备	了解晨间检查的步骤、注意事项及离园环节的卫生保健		
学生知识准备	初步了解晨间检查的相关知识及离园环节的卫生保健		
教学材料	课件、案例、视频、微课等		
设备与场地	保育实训室		
教学步骤	教学过程	建议教学方法	学时
1. 学习准备	让学生提前预习书本理论知识,了解晨间检查的步骤、注意事项及离园环节的卫生保健	自主学习	0.5
2. 过程设计	请学生先分享预习的内容,再讲授晨间检查的步骤、注意事项及离园环节的卫生保健	讲述	0.5
3. 组织实施	课件展示、案例讲解、视频观看	视频、讲述	0.5
4. 检查评估	① 成果形式:学生做教师布置的作业。 ② 评价方式:按作业完成情况(完全正确、基本正确、存在错误、不会做)设定A、B、C、D 4个考核等级。 ③ 考核标准:晨间检查及离园环节的卫生保健	师生互动问答、作业批改	0.5

表7.17 学习情境教学设计表15

学习情境2:婴幼儿卫生与保健轮岗实习篇		学时:24
学习载体:生活活动环节卫生与保健任务2.1、2.2、2.3		学时:2
项目目标	① 了解制定生活制度的原则。 ② 了解如何为幼儿合理配餐。 ③ 掌握幼儿进餐前、进餐中、进餐后的卫生保健工作。 ④ 掌握幼儿点心环节的卫生保健工作。 ⑤ 掌握幼儿睡眠前、睡眠中、睡眠后的卫生保健工作	
项目任务	任务1 一日活动安排 任务2 进餐环节卫生保健 任务3 睡眠环节卫生保健	

续表

教师知识准备	① 掌握幼儿进餐前、进餐中、进餐后的卫生保健工作。 ② 掌握幼儿点心环节的卫生保健工作。 ③ 掌握幼儿睡眠前、睡眠中、睡眠后的卫生保健工作。 ④ 掌握幼儿一日活动安排的卫生保健		
学生知识准备	初步了解幼儿一日活动安排、进食环节、点心环节、睡眠环节的卫生保健工作		
教学材料	课件、案例、视频等		
设备与场地	保育实训室		
教学步骤	教学过程	建议教学方法	学时
1. 学习准备	让学生提前预习书本理论知识，了解幼儿一日活动安排、进餐、睡眠环节的卫生保健	自主学习	0.5
2. 过程设计	请学生先分享预习的内容，再讲授幼儿一日活动安排、进餐、睡眠环节的卫生保健	讲述	0.5
3. 组织实施	课件展示、案例讲解、视频观看	视频、讲述	0.5
4. 检查评估	① 成果形式：学生做教师布置的作业。 ② 评价方式：按作业完成情况（完全正确、基本正确、存在错误、不会做）设定 A、B、C、D 4 个考核等级。 ③ 考核标准：幼儿一日活动安排、进餐和睡眠环节的卫生保健	师生互动问答、作业批改	0.5

表 7.18　学习情境教学设计表 16

学习情境 2：婴幼儿卫生与保健轮岗实习篇	学时：24
学习载体：生活活动环节卫生与保健任务 2.4、2.5、2.6	学时：2
项目目标	① 掌握幼儿如厕环节、饮水环节的卫生保健。 ② 掌握幼儿盥洗前的准备工作。 ③ 掌握幼儿盥洗中的卫生保健
项目任务	任务 1　盥洗环节卫生保健 任务 2　如厕环节卫生保健 任务 3　饮水环节卫生保健
教师知识准备	掌握幼儿如厕、饮水、盥洗环节的卫生保健
学生知识准备	初步了解幼儿如厕、饮水、盥洗环节的幼儿保健

续表

教学材料	课件、案例、视频等		
设备与场地	保育实训室		
教学步骤	教学过程	建议教学方法	学时
1. 学习准备	让学生提前预习书本理论知识,了解幼儿如厕、饮水、盥洗环节的卫生保健	自主学习	0.5
2. 过程设计	请学生先分享预习的内容,再讲授幼儿如厕、饮水、盥洗环节的卫生保健	讲述	0.5
3. 组织实施	课件展示、案例讲解、视频观看	视频、讲述	0.5
4. 检查评估	① 成果形式:学生做教师布置的作业。 ② 评价方式:按作业完成情况(完全正确、基本正确、存在错误、不会做)设定 A、B、C、D 4 个考核等级。 ③ 考核标准:幼儿如厕、饮水、盥洗环节的卫生保健	师生互动问答、作业批改	0.5

表 7.19 学习情境教学设计表 17

学习情境 2:婴幼儿卫生与保健轮岗实习篇		学时:24	
学习载体:教学、游戏、运动的卫生与保健任务 3.1		学时:2	
项目目标	① 理解教学活动中的一般卫生保健要求。 ② 掌握美术活动中的卫生保健要求。 ③ 掌握音乐活动中的卫生保健要求。 ④ 掌握阅读活动中的卫生保健要求		
项目任务	教学活动的卫生保健		
教师知识准备	理解教学活动的一般卫生保健要求,熟悉各类教学活动的卫生保健工作		
学生知识准备	初步了解教学活动的卫生保健工作		
教学材料	课件、案例、视频等		
设备与场地	保育实训室		
教学步骤	教学过程	建议教学方法	学时
1. 学习准备	让学生提前预习书本理论知识,了解教学活动的一般卫生保健要求	自主学习	0.5

续表

2. 过程设计	请学生先分享预习的内容，再讲授教学活动的一般卫生保健要求，熟悉各类教学活动的卫生保健工作	讲述	0.5
3. 组织实施	课件展示、案例讲解、视频观看	视频、讲述	0.5
4. 检查评估	① 成果形式：学生做教师布置的作业。 ② 评价方式：按作业完成情况（完全正确、基本正确、存在错误、不会做）设定 A、B、C、D 4 个考核等级。 ③ 考核标准：教学活动中的卫生保健	师生互动问答、作业批改	0.5

表 7.20　学习情境教学设计表 18

学习情境 2：婴幼儿卫生与保健轮岗实习篇			学时：24
学习载体：教学、游戏、运动的卫生与保健任务 3.2、3.3			学时：2
项目目标	① 掌握幼儿运动前的准备工作。 ② 掌握幼儿运动中、运动后的卫生保健工作。 ③ 理解游戏的概念。 ④ 理解游戏的特点。 ⑤ 掌握幼儿游戏的卫生保健工作		
项目任务	任务 1　幼儿运动的卫生保健 任务 2　幼儿游戏的卫生保健		
教师知识准备	了解幼儿运动、游戏的一般卫生保健要求，熟悉幼儿运动、游戏的卫生保健工作		
学生知识准备	初步了解幼儿运动、游戏的卫生保健工作		
教学材料	课件、案例、视频等		
设备与场地	保育实训室		
教学步骤	教学过程	建议教学方法	学时
1. 学习准备	让学生提前预习书本理论知识，了解幼儿运动、游戏的一般卫生保健要求	自主学习	0.5
2. 过程设计	请学生先分享预习的内容，再讲授幼儿运动、游戏的一般卫生保健要求，熟悉幼儿运动、游戏的卫生保健工作	讲述	0.5
3. 组织实施	课件展示、案例讲解、视频观看	视频、讲述	0.5

续表

4. 检查评估	① 成果形式:学生做教师布置的作业。 ② 评价方式:按作业完成情况(完全正确、基本正确、存在错误、不会做)设定 A、B、C、D 4 个考核等级。 ③ 考核标准:幼儿运动、游戏的卫生保健	师生互动问答、作业批改	0.5

表 7.21 学习情境教学设计表 19

学习情境 2:婴幼儿卫生与保健轮岗实习篇		学时:24	
学习载体:托育机构安全教育及常见意外伤害的预防和处理任务 4.1、4.2		学时:2	
项目目标	① 了解婴幼儿安全教育的基本内容 ② 掌握托育机构日常安全工作的内容和方法		
项目任务	任务 1 托育机构安全教育 任务 2 托育机构安全措施		
教师知识准备	了解婴幼儿安全教育的基本内容,掌握托育机构日常安全工作的内容和方法		
学生知识准备	初步了解婴幼儿安全教育的相关内容		
教学材料	课件、案例、视频等		
设备与场地	保育实训室		
教学步骤	教学过程	建议教学方法	学时
1. 学习准备	让学生提前预习书本理论知识,了解婴幼儿安全教育的基本内容	自主学习	0.5
2. 过程设计	请学生先分享预习的内容,再讲授婴幼儿安全教育的基本内容及托育机构日常安全工作的内容和方法	讲述	0.5
3. 组织实施	课件展示、案例讲解、视频观看	视频、讲述	0.5
4. 检查评估	① 成果形式:学生做教师布置的作业。 ② 评价方式:按作业完成情况(完全正确、基本正确、存在错误、不会做)设定 A、B、C、D 4 个考核等级。 ③ 考核标准:托育机构安全教育与安全措施	师生互动问答、作业批改	0.5

表 7.22　学习情境教学设计表 20

学习情境 2:婴幼儿卫生与保健轮岗实习篇			学时:24
学习载体:托育机构安全教育及常见意外伤害的预防和处理任务 4.3			学时:2
项目目标	① 掌握托育机构常见意外伤害的正确处理方法及预防措施。 ② 具备培养未来保教人员的道德感及责任心		
项目任务	托育机构常见意外伤害的预防及初步处理		
教师知识准备	了解托育机构常见意外伤害的预防及处理方法		
学生知识准备	初步了解托育机构常见意外伤害的处理方法		
教学材料	课件、案例、视频等		
设备与场地	保育实训室		
教学步骤	教学过程	建议教学方法	学时
1. 学习准备	让学生提前预习书本理论知识,了解托育机构常见意外伤害	自主学习	0.5
2. 过程设计	请学生先分享预习的内容,再讲授托育机构常见意外伤害的正确处理方法及预防措施	讲述	0.5
3. 组织实施	课件展示、案例讲解、视频观看	视频、讲述	0.5
4. 检查评估	① 成果形式:学生做教师布置的作业。 ② 评价方式:按作业完成情况(完全正确、基本正确、存在错误、不会做)设定 A、B、C、D 4 个考核等级。 ③ 考核标准:托育机构常见意外伤害及处理方法	师生互动问答、作业批改	0.5

表 7.23　学习情境教学设计表 21

学习情境 2:婴幼儿卫生与保健轮岗实习篇		学时:24
学习载体:托育机构安全教育及常见意外伤害的预防和处理任务 4.4、4.5		学时:2
项目目标	① 掌握托育机构常用护理技术。 ② 学会体弱儿的护理方法。 ③ 培养学生的基本职业道德素养	

续表

项目任务	任务 1　托育机构常用护理技术 任务 2　托育机构体弱儿的护理		
教师知识准备	了解托育机构常用的护理技术及体弱儿的护理		
学生知识准备	初步了解托育机构常用的护理技术与体弱儿护理的相关知识		
教学材料	课件、案例、视频等		
设备与场地	保育实训室		
教学步骤	教学过程	建议教学方法	学时
1. 学习准备	让学生提前预习书本理论知识,了解托育机构常用护理技术	自主学习	0.5
2. 过程设计	请学生先分享预习的内容,再讲授常用护理技术及体弱儿的护理方法	讲述	0.5
3. 组织实施	课件展示、案例讲解、视频观看	视频、讲述	0.5
4. 检查评估	① 成果形式:学生做教师布置的作业。 ② 评价方式:按作业完成情况(完全正确、基本正确、存在错误、不会做)设定 A、B、C、D 4 个考核等级。 ③ 考核标准:托育机构常用护理技术及体弱儿护理	师生互动问答、作业批改	0.5

表 7.24　学习情境教学设计表 22

学习情境 2:婴幼儿卫生与保健轮岗实习篇	学时:24
学习载体:托育机构传染病及常见病的预防与护理任务 5.1、5.2	学时:2
项目目标	① 了解传染病的基本知识及相关预防工作。 ② 掌握几种婴幼儿常见传染病的症状及预防管理。 ③ 培养学生养成良好的健康卫生习惯
项目任务	任务 1　传染病基本知识 任务 2　婴幼儿常见传染病的辨别与应对
教师知识准备	掌握婴幼儿常见传染病的相关知识
学生知识准备	初步了解传染病的相关知识
教学材料	课件、案例等

续表

设备与场地	保育实训室		
教学步骤	教学过程	建议教学方法	学时
1. 学习准备	让学生提前预习书本理论知识，了解传染病的基本知识、婴幼儿常见传染病的辨别与应对	自主学习	0.5
2. 过程设计	请学生先分享预习的内容，再讲授传染病基本知识、婴幼儿常见传染病的辨别与应对	讲述	0.5
3. 组织实施	课件展示、案例讲解	讲述	0.5
4. 检查评估	① 成果形式：学生做教师布置的作业。 ② 评价方式：按作业完成情况（完全正确、基本正确、存在错误、不会做）设定 A、B、C、D 4 个考核等级。 ③ 考核标准：婴幼儿传染病基本知识	师生互动问答、作业批改	0.5

表 7.25　学习情境教学设计表 23

学习情境 2：婴幼儿卫生与保健轮岗实习篇			学时：24
学习载体：托育机构传染病及常见病的预防与护理任务 5.3			学时：2
项目目标	① 了解婴幼儿常见病的表现及特征。 ② 掌握婴幼儿常见病的护理方法。 ③ 培养学生健康、正确的教养观念		
项目任务	婴幼儿常见病及护理		
教师知识准备	了解婴幼儿常见病的病因、预防和护理		
学生知识准备	初步了解婴幼儿常见病的相关知识		
教学材料	课件、案例等		
设备与场地	保育实训室		
教学步骤	教学过程	建议教学方法	学时
1. 学习准备	让学生提前预习书本理论知识，了解婴幼儿常见病的病因、预防和护理	自主学习	0.5
2. 过程设计	请学生先分享预习的内容，再讲授婴幼儿常见病的病因、预防和护理	讲述	0.5

续表

3. 组织实施	课件展示、案例讲解	讲述	0.5
4. 检查评估	① 成果形式:学生做教师布置的作业。 ② 评价方式:按作业完成情况(完全正确、基本正确、存在错误、不会做)设定 A、B、C、D 4 个考核等级。 ③ 考核标准:婴幼儿常见病的病因、预防和护理	师生互动问答、作业批改	0.5

表 7.26 学习情境教学设计表 24

学习情境 2:婴幼儿卫生与保健轮岗实习篇		学时:24	
学习载体:婴幼儿特殊行为问题任务 6.1		学时:2	
项目目标	① 了解行为问题的相关概念,能举出相关的例子。 ② 掌握婴幼儿出现行为问题的原因及应对方法。 ③ 树立良好的职业道德观念,促进婴幼儿健康成长		
项目任务	婴幼儿出现行为问题的原因及应对方法		
教师知识准备	了解行为问题的相关概念,掌握婴幼儿行为问题出现的原因及应对方法,有良好的职业道德观		
学生知识准备	初步了解行为问题的相关知识		
教学材料	课件、案例、视频等		
设备与场地	保育实训室		
教学步骤	教学过程	建议教学方法	学时
1. 学习准备	让学生提前预习书本理论知识,了解行为问题的相关概念	自主学习	0.5
2. 过程设计	请学生先分享预习的内容,再讲授行为问题的相关概念、婴幼儿行为问题出现的原因及应对方法	讲述	0.5
3. 组织实施	课件展示、案例讲解、视频观看	视频、讲述	0.5
4. 检查评估	① 成果形式:学生做教师布置的作业。 ② 评价方式:按作业完成情况(完全正确、基本正确、存在错误、不会做)设定 A、B、C、D 4 个考核等级。 ③ 考核标准:婴幼儿行为问题出现的原因及应对方法	师生互动问答、作业批改	0.5

其他说明：

本课程采用基于工作过程的“六位一体”教学模式。该模式是根据中职教育基本特征而创建的。课程教学必须以职业活动调研为前提，以职业岗位典型任务分析为依据，以职业岗位能力目标为训练项目，以真实的职业活动实例为训练素材，以项目教学为平台，实现“教、学、做”的紧密结合，以形成性考核为课程考核的主要方式（即“六位一体”），努力实现教学过程的实践性、开放性、职业性，实现校内学习和实际工作相统一。

附录　六安职业技术学院“婴幼儿卫生与保健岗前培训”教案

六安职业技术学院“婴幼儿卫生与保健岗前培训”教案见附表1。

附表1　“婴幼儿卫生与保健岗前培训”教案

<table>
<tr><td colspan="2">2022—2023 学年</td><td colspan="2">第二学期</td><td>编号</td><td colspan="2">1-1</td></tr>
<tr><td colspan="7">一、课程信息</td></tr>
<tr><td>情境名称</td><td colspan="3">婴幼儿卫生与保健岗前培训篇</td><td>任务名称</td><td colspan="2">婴幼儿生理特点和卫生保健任务 1.1、1.2</td></tr>
<tr><td>授课班级</td><td>婴幼儿托育服务与管理 2201 班</td><td>学时</td><td colspan="2">2</td><td>授课时间</td><td>2022 年 8 月 29 日至 9 月 4 日</td></tr>
<tr><td colspan="7">二、教学目标（知识目标、能力目标、素质目标）</td></tr>
<tr><td colspan="7">1. 知识目标
① 了解人体的基本形态，掌握人体的基本结构和基本生理特征。
② 掌握婴幼儿的骨、关节和骨骼肌的特点及婴幼儿运动系统的卫生保健措施。
2. 能力目标
① 能归纳总结出细胞、组织、器官和人体系统的关系，并记住各人体系统的名称。
② 懂得指导和纠正婴幼儿的不良体姿，初步把握不同年龄段婴幼儿在运动上的承受能力。
3. 素质目标
① 能在体育锻炼和活动时关心和照顾体弱婴幼儿。
② 加深对婴幼儿身体的感性认识，萌生保护婴幼儿身体正常生长发育的责任感</td></tr>
<tr><td colspan="7">三、教学重难点（技能点）</td></tr>
<tr><td colspan="7">1. 教学重点
① 婴幼儿的骨、关节和骨骼肌的特点。
② 细胞、组织、器官和人体系统之间的关系。
2. 教学难点
① 用所学理论知识解决实际生活中婴幼儿运动系统出现的简单问题。
② 新陈代谢的生理功能</td></tr>
</table>

续表

四、教学方法及手段		
教学方法：讲解法、案例分析法、讨论法。 教学手段：多媒体教学		
五、教学设计		
课前	教师活动	学生活动
	搜集课程材料	预习相关内容
	在“学习通”上发布任务清单	关注学习任务
课中	教师活动	学生活动
	讲解项目知识点	小组讨论
	进行话题讨论	探索分析
	进行案例解析	小组展示
课后	教师活动	学生活动
	总结课堂教学，给予作业评价	完成课后作业
	为学生解答疑问	小组讨论，完成作业
六、教学过程		

课前：教师在“学习通”上发布任务清单。
学生观看“学习通”中的微课视频：《人体的奥秘》，对照书本内容，了解人体的构造。
课中：

探索一　奇妙的人体

【导入】为什么说人体很奇妙？在这个世上存活1分钟看似是一件极其简单的事，但这1分钟，我们的体内有成千上万个部位在同时进行不同的工作。如我们的心脏大约会跳动70次，输送约5升血，完成约9.6万千米的血液循环。我们现在坐着不动，但我们约250平方米的肠道正消化着早上吃的食物，这些都是在不知不觉中进行的，因此，我们存活在这世上的每一秒，都依靠身体来创造成千上万个奇迹。接下来，就让我们一起探索人体的奇妙之处。

【提问】通常来说，人体就是人的身体，对于每天都能见到的人体，你们认真观察过吗？人体从外部形态来看，可以分为哪几个部分？

1. 人体的基本形态

① 头部：头颅（脑颅、面颅）腔内有脑；面颅上有眼、耳、口、鼻等器官。

② 颈部：颈椎（前颈、后项）。

③ 躯干：脊椎大部、胸廓、骨盆（胸、腹；背、腰、骶；会阴）腔内有心、肺等器官。腹部有腹盆腔，腔内有胃、肠、肝、脾、胰、胆、肾等脏器，还有膀胱和直肠，女性还有卵巢、子宫等器官。躯干的后面分为背部和腰部。

④ 四肢：四肢骨（上肢：肩、上臂、肘、前臂、手；下肢：髋、大腿、膝、小腿、足）。

续表

【视频演示】播放人从细胞到长大的变化过程视频。

师：其实人最初的形态就是一个精细胞和一个卵细胞经过受精作用形成的受精卵，我们必须要通过显微镜才能观察到细胞结构。细胞是如何变成有血、有肉、有思想的人的呢？让我们通过一段视频来了解一下。

2. 人体的基本结构

(1) 细胞

人体是由细胞、组织、器官和系统构成的。细胞是构成人体的基本结构和功能单位。大多数细胞个体极小，形状多种多样，由内到外主要由细胞核、细胞质、细胞膜构成。细胞所含的无机物中，水是最主要的成分，约占细胞物质总含量的75%～80%。

(2) 组织

组织是由许多形态相似、功能相同的细胞及细胞间质组成。人体的组织分为上皮组织、结缔组织、神经组织和肌肉组织四种。

(3) 器官

各种不同的组织可构成器官，它是具有一定形态并能完成特定生理功能的结构，如大脑、心脏、肝脏、脾脏、肺、肾脏、胃等。

各个器官之间的联系是广泛的，它们既有结构上的联系，又有功能上的联系，这些器官相互联系构成人体活动的整体性，使各项生理功能更和谐，对维持人体生命活动、保持健康有重要意义。

(4) 系统

系统由许多能完成一类生理功能的器官构成。人体系统可分为运动、呼吸、消化、泌尿、生殖、循环、神经、内分泌等。这些系统构成了人体，在神经和内分泌系统的调节下，这些系统相互联系，相互制约，共同完成整个生命体的全部活动，保证了个体生存和种族延续。

探索二　动作执行者——运动系统

【导入】在某教育局的网站上报道了某幼儿园开展幼儿拔河比赛活动的新闻。活动采取了男孩女孩比、班级比、教师参与比等多种形式，热烈的场面、活跃的气氛得到了孩子和教师的欢迎。

你认为拔河活动是否适合在学龄前阶段儿童中开展？为什么？

1. 运动系统的组成和功能

运动系统由骨、关节和骨骼肌三部分组成，是人们从事劳动和运动的主要器官。骨骼还有保护内脏的作用。

【观察与思考】请观察手中的人体骨骼模型，思考一下以下问题。

① 你认识哪些骨？

② 成人的骨和儿童的骨数量是否相同？

(1) 骨的组成

续表

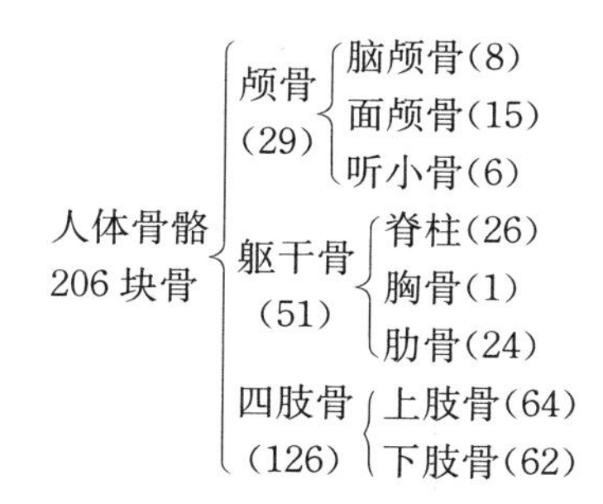

(2) 骨的构造和功能

骨从外到内由三部分组成,分别为骨膜、骨质、骨髓(5 岁以前,幼儿骨髓腔中的骨髓为红色,红骨髓有造血功能)。

(3) 骨的成分

骨的成分主要有无机物和有机物两种,无机物主要是钙盐,它可以使骨更加坚硬;有机物主要是骨胶原,它可以使骨更加有韧性和弹性。两者结合,可使人的骨既坚硬又富有弹性。

【提问】想一想,人们的骨头是通过什么连接在一起的?

骨与骨之间的连接称为骨连接,骨连接的方式有两种:直接连接和间接连接。

直接连接:两骨之间通过结缔组织膜、软骨或骨相互连接。

间接连接:两骨之间通过膜性囊相互连接,常见于关节处。

【观察与思考】观察手上的人体骨骼模型,人是如何通过骨骼做出各种动作的呢?

骨骼肌为附着在骨骼上的肌肉,属于肌肉组织,可以收缩和舒张,在大脑皮层的控制下,骨骼肌通过收缩和舒张带动骨骼运动,人就可以做出各种不同的动作。

2. 幼儿运动系统的特点

(1) 骨的主要特征

【小组讨论】幼儿为什么容易骨折?

① 骨柔软,易弯曲,易变形。

骨骼成分:

有机物含量:幼儿＞成人;

无机物含量:幼儿＜成人。

② 软骨未骨化完全。

幼儿成长过程中腕骨、脊柱、骨盆的骨化易影响幼儿的生长发育。

【提问】幼儿骨折后为何比成人愈合更快?

骨由外而内有三部分结构:骨膜、骨质和骨髓。

幼儿的骨含有较厚的骨膜及丰富的血管,骨膜内的成骨细胞会影响骨的生长及再生。幼儿的新陈代谢旺盛,骨愈合能力较强。

(2) 骨连接的主要特征

特点:关节窝浅、关节囊和韧带较松弛。

易脱臼部位:幼儿的肩关节、肘关节(桡骨小头)、髋关节、下巴和手指等。

注:幼儿手肘部位的脱臼最为常见,在医学上也被称为桡骨小头半脱位或牵拉肘。

续表

学前儿童足骨的骨化尚未完成,足弓不结实,若运动不当,则容易形成平脚。导致足弓塌陷,形成扁平足。

(3) 骨骼肌

① 幼儿骨骼肌含水较多,供能物质较少,易疲劳。

② 幼儿骨骼肌发育与神经中枢发育有关。

3. 学前儿童运动系统的卫生保健

(1) 科学组织室内外体育锻炼和活动

幼儿可在室内外做操、做游戏等。

(2) 提供合理均衡的饮食

① 骨的生长需要大量的钙质、维生素、蛋白质等。

② 肌肉需要蛋白质、热量、无机盐等。

③ 韧带需要蛋白质、维生素等营养素。

(3) 培养学前儿童良好的行为习惯

① 养成正确的站姿、坐姿,防止脊柱、胸廓变形。

② 养成良好的饮食习惯,不偏食,不挑食,全面补充营养。

③ 积极参加运动,锻炼骨骼、肌肉。

④ 不模仿危险动作,防止受伤。

⑤ 外出时遵守交通法规,不乱穿马路。

(4) 减少危害运动系统的因素

① 避免过度牵拉幼儿的手臂,防止脱臼。

② 不体罚儿童,如罚站、罚抄等。

③ 及时发现并阻止幼儿做各种危险动作,如搬运重物、拔河、倒立等。

④ 给幼儿穿的衣服要合身、舒适、安全。

课后:教师在“学习通”上发布任务,学生以小组为单位进行婴幼儿运动系统卫生保健宣传海报设计

七、教学反思

在教学过程中,要善于调动学生的主观能动性,让学生在自己的探索与思考中不断成长。同时,团队合作能力作为学生的基本素养,在教学设计中也要有所体现。

新时代职业要求指出要育才和育人并举,因此在教学中不仅要夯实学生的专业知识和技能,同时也要涵养学生的思想道德

参 考 文 献

[1] 殷媛媛.高职院校新增专业建设的可行路径探究:以婴幼儿托育服务与管理专业为例[J].豫章师范学院学报,2022,37(1):112-117.

[2] 赵朵.幼儿发展与健康管理专业实训课程体系探析:以某职业学院为例[J].发明与创新(职业教育),2020(9):78-79.

[3] 金顺燕.高职幼儿发展与健康管理专业课程设置探究[J].创新创业理论研究与实践,2020,3(13):80-81.

[4] 刘星星.高职幼儿发展与健康管理专业实践教学的困境与改革探讨[J].创新创业理论研究与实践,2020,3(8):52-53.

[5] 刘晓军.关于幼儿发展与健康管理专业建设的思考[J].陕西学前师范学院学报,2019,35(10):24-28,66.

[6] 赵朵,文春玉.《幼儿园教师专业标准》视域下幼儿发展与健康管理专业课程设置的探索[J].现代职业教育,2017(35):130-131.

[7] 芮雪.三孩政策背景下高职婴幼儿托育服务与管理专业建设的思考[J].早期教育(教科研版),2022(4):2-6.

[8] 王红莉.不同背景资源下的婴幼儿托育服务与管理专业建设研究[J].山西青年,2022(1):110-112.

[9] 杨子萍.高校婴幼儿托育服务与管理专业人才培养路径[J].人才资源开发,2022(10):62-63.

[10] 李文文.早期教育专业人才培养策略探究:基于托育机构对早期教育专业人才培养的需求分析[J].创新创业理论研究与实践,2021(17):129-131.

[11] 蒋晓莉.高职婴幼儿托育服务与管理专业人才培养工作的困境、对策[J].科教导刊,2021(14):78-80,84.

[12] 于录艳."课程思政"视域下高校学前教育专业课程设计与实践:以"学前卫生学"课程为例[J].沧州师范学院学报,2022,38(2):112-117.

[13] 赵颖."课程思政"视域下学前教育专业课程教学实践策略:以"幼儿园环境创设"课程为例[D].重庆:重庆青年职业技术学院,2021.

[14] 黎莉．“培德为先”指引下的课程思政教学实践：以幼儿游戏指导与实践课程为例[J]．教师，2020(17)：3-4．
[15] 党晓梅．“早期教育概论”课程思政设计与实践[J]．产业与科技论坛，2021(20)：215-216．
[16] 周民．高校钢琴教学的课程思政建设探究[J]．课程教学，2022(17)：34-36．
[17] 戴明丽．高校幼儿园环境创设课程思政改革与实践：基于课程论视角[J]．佳木斯职业学院学报，2021(9)：102-103．
[18] 李丹丹．高职学前教育学课程思政建设路径探讨[J]．科学咨询，2021(7)：173-175．
[19] 魏艳红．高职院校“幼儿社会教育活动设计与指导”课程思政探索研究[J]．课程教学，2021(35)：98-100．
[20] 谢黎．高职院校舞蹈教学融入课程思政的路径探索[J]．艺教论坛，2022(10)：117-120．
[21] 耿彧．健康服务与管理专业课程思政研究及探索[J]．党建与思想政治教育，2020(9)：34-36．
[22] 董莎莎．课程思政理念下学前教育专业课程“四位一体”教学模式探究：以幼儿手工制作课程为例[J]．河北北方学院学报，2021(37)：114-117．
[23] 彭敬．课程思政视域下高职院校幼儿绘本课程教学设计探究[J]．课程教学，2021(47)：84-85．
[24] 刘娜娜．母乳护理教学中“课程思政”的设计与实践[J]．医学理论与实践，2021(34)：212-214．
[25] 岳嘉．营养与食品卫生学课程思政教学设计的实践探索[J]．课程教学，2021(31)：84-85．